님께

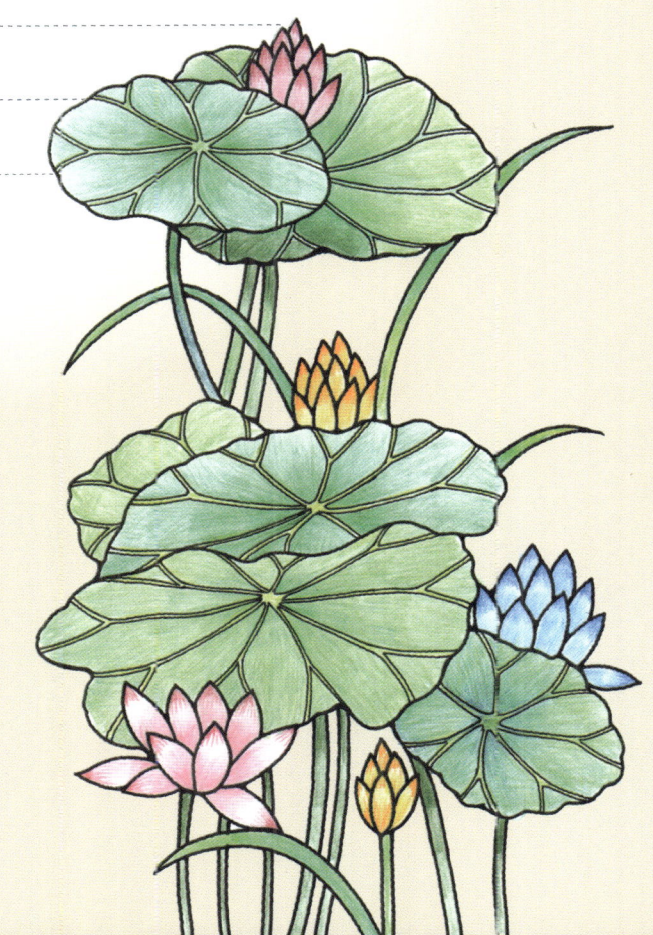

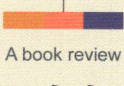

A book review
서평

민화는 '한국색(韓國色)'의 정수다

최근 우진하우스가 펴낸 '시니어를 위한 뇌건강 민화 컬러링북' 4권이 눈길을 끌고 있다. 본격적인 민화 작품집이 출판된 것이다. 신선한 충격이 아닐 수 없다. 아마 조자용이 살아 있었다면 대대적인 전시회를 열고 크게 판을 벌였을 것이다.

제1권은 무병장수의 염원을 기원하는 민화컬러링북인 '복을 부르는 컬러링북'이다. '일월오봉도'를 비롯해 '초충도', '어변성룡도', '원앙도', '봉황도' 등의 작품이 수록돼 있다. '초충도'는 풀과 벌레를 그린 그림이다. 가장 유명한 '초충도'는 신사임당의 그림이다. 가장의 부귀와 무병장수를 기원하는 뜻을 담고 있다. 율곡 이이 선생이 뛰어난 학자로서 명성을 날린 것도 어머니 신사임당의 '초충도'와 무관하지 않은 것으로 보인다. '어변성룡도(魚變成龍圖)'는 자녀가 건강하고 공부 잘하면서 자라서 높은 관직에 오르기를 바라는 뜻에서 잉어가 용이 되는 장면을 그린 잉어 그림이다.

유치원 미술교재 개발에 선구적 역할을 담당해왔던 우진하우스는 그동안 출판계에서 지나치게 저평가되었다고 본다. 미술평론에 문외한으로 법학전문대학원에서 형사법을 가르치고 있는 필자는 솔직히 지의홍 작가의 작품이 좋다. 그냥 좋다. 보고 있는 그 자체만으로도 흥이 난다. 좋은 일이 생길 것만 같다. 지희홍의 '시니어를 위한 뇌건강 민화 컬러링북' 4권은 평범한 독자들에게 무병장수와 만복을 가져다 줄 것으로 확신한다.

정 한 중 (한국외국어대학교 법학전문대학원 교수, 변호사)

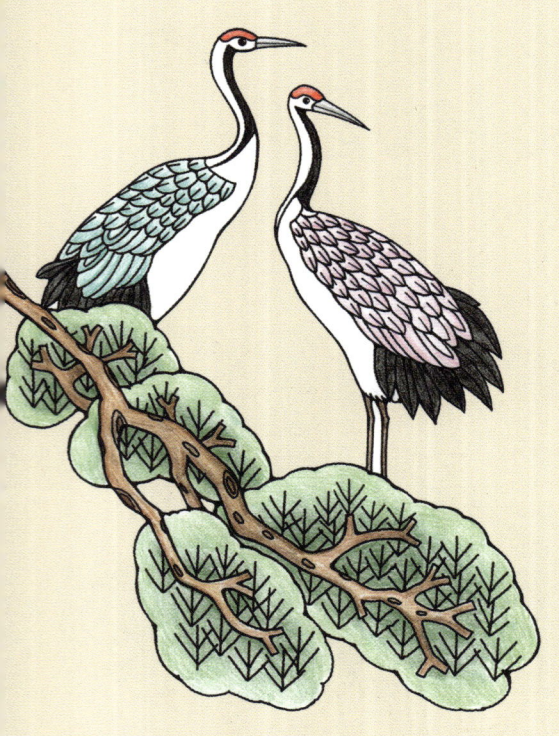

Impomation

권별소개

조선, 불과 100여 년 전 이 땅에 살았던 사람들의
소망과 염원을 민화 등의 색칠을 통해 살짝 들여다봅니다.

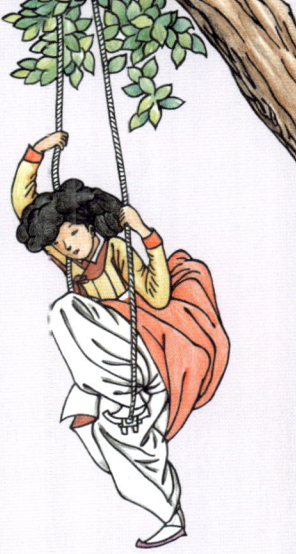

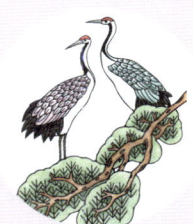

1권 : 복을 부르는 민화 컬러링북

고려 시대부터 조선 후기의 시대적 가치관으로 삶의 저변에 자리한 도교 및 신선 사상에서 비롯된 무병장수, 입신양명, 부귀영화, 등을 상징하는 십장생 등의 이미지를 통해 간절하게 소망한 민화 컬러링북입니다.

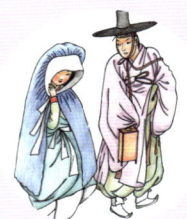

2권 : 미소를 부르는 민속화 컬러링북

조선 시대 후기 천재 화가인 단원 김홍도와 혜원 신윤복의 민속화를 색칠해보며 그 시대 사람들의 은유 자적한 풍류와 서민들의 삶에 대한 애환과 남녀 간의 로맨스를 들여다보고 당대의 삶을 간접적으로 이해하는 컬러링북입니다.

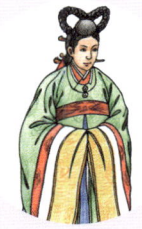

3권 : 회상을 부르는 전통의상 컬러링북

조선 시대의 궁중의상과 관복 등을 중심으로 전통의상을 색칠해보며 사극 드라마나 사극영화 등을 통해 익숙한 전통의상의 용도와 구분을 이해하여 시청을 돕고 의상의 변천과 우리 문화에 대한 이해의 폭을 넓히는 컬러링북입니다.

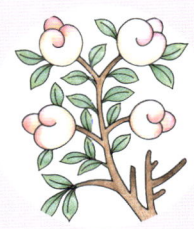

4권 : 장수를 부르는 백수백복도 컬러링북

예로부터 현재까지 모든 인간이 간절히 소망하는 공통적인 것이 있다면 그것은 무병장수일 것입니다. 백수를 상징하는 글자와 이미지를 통하여 백 세까지의 장수와 백 가지 복을 염원하는 백수백복도를 색칠을 하며 장수와 무한한 복을 기원하는 조선 시대 사람들의 마음을 엿볼까요?

4권의 컬러링북은 전통문화백과사전, 국립민속박물관, 나무위키, 다음블로그:사석의 향기(송근호칼럼)의 자료를 참고 활용하였습니다.
구중한 자료에 감사드립니다.

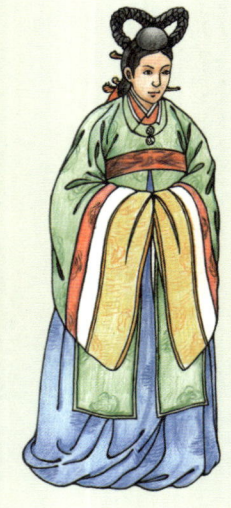

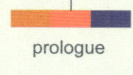

prologue

이 책을 펴내며

"
간절한 인간의 염원을 화려함으로
때로는 소박함으로 풀어낸 민화 이야기입니다

우리 민화의 역사는 고려 시대부터 시작되어 조선 시대에 이르는 전통문화의 한 장르로 이어져 내려오고 있습니다.

당시에는 도교 사상 및 신선계 사상에서 비롯된 다양한 이미지로 표현된 상징물을 담아 기구하였습니다.

왕세자의 국혼, 대왕대비나 왕비의 회갑연 등 궁중의 주요 행사와 장식용으로 사용된 전문 화원이 그린 십장생도를 비롯하여 서민들의 다산, 무병장수, 입신양명, 재물에 대한 염원을 다양한 민화로 표현하였습니다.

이러한 인간의 소박한 삶과 간절함이 그대로 투영된 민화는 오늘날에 이르러서는 해, 달, 구름, 물, 돌, 소나무, 대나무, 영지, 거북, 학, 사슴 등 장수를 상징하는 사물을 주제로 한 대표적인 민화인 십장생도를 비롯한 다양한 내용을 담고 있는 민화는 전통예술의 계승과 민화의 재해석 및 우리 문화 즐기기를 위해 민화 동아리 및 민화 애호가들에 의해 민화 전문 잡지의 발간 등으로 활성화되고 있습니다.

진정한 K 문화로 거듭나는 우리 민화에 대한 이해의 첫걸음으로 민화 컬러링북을 기획하였습니다. 기존 민화의 구도 및 주제를 색칠하기 편리하게 정리하였으며 현대적인 감각으로 구성하였습니다.

우진하우스 편집부

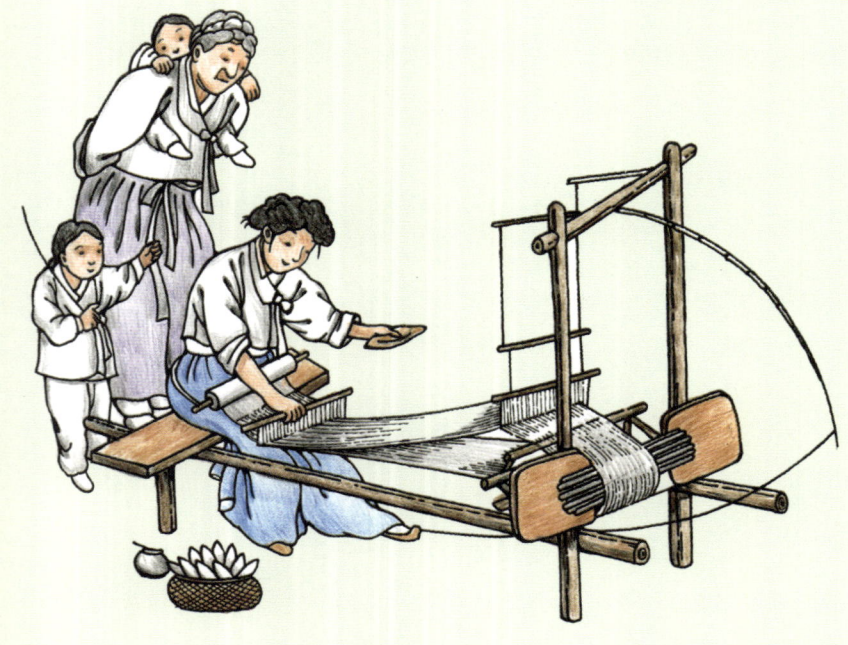

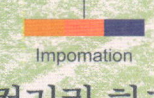

Impomation

컬러링 하기

"
조선 시대 삶의 엿보기를
부드러운 색연필을 이용해 시작해봅니다

색연필은 색연필 이외에 또 다른 준비물이 필요 없고 누구나 어디서나 간편하게 사용할 수 있는
최상의 컬러링 도구입니다.
색연필의 특성에 따른 컬러링 방법 몇 가지를 안내하여드리니 참고하세요.

❶ 진한색부터 색칠합니다.
색연필로 두 가지 이상의 색을 덧칠할 경우 먼저 칠 한색이 화지의 표면을 덮게 되어 그 위에 색칠하면 발색이 현저히 떨어지게 됩니다. 따라서 혼색 시에는 진한 색(어두운색)을 먼저 칠한 후 엷은 색(밝은 색)의 차례로 색칠하시면 발색이 자연스럽습니다.

❷ 힘 조절에 따라 농도가 달라집니다.
색연필은 손의 힘 조절에 따라서 색의 농담이 사뭇 달라집니다. 이러한 특징을 활용해 적절한 힘의 조절을 통해 더욱 입체감 있는 표현을 즐길 수가 있습니다.

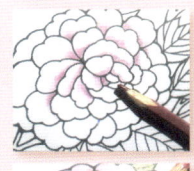 꽃잎의 어두운 부분(그림자 부분)을 같은 계열의 색 가운데 진한 색으로 먼저 색칠하여보세요.

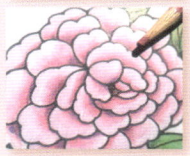 꽃잎의 어두운 부분(그림자 부분)을 색칠한 후 나머지 밝은 부분은 같은 계열의 밝은 색으로 색칠하여 마무리합니다.

 연잎의 가운데(어두운 부분)을 같은 녹색 계열 중 진한 색을 찾아 먼저 색칠하여봅니다.

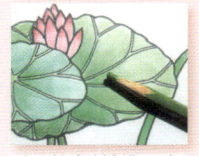 어두운 부분의 색칠이 끝나면 녹색(연두색) 계열의 색 가운데 어울리는 녹색(연두색) 계열의 밝은 색으로 색칠하여 마무리합니다.

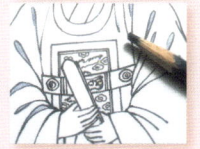 옷 주름(접힌 부분) 부분은 같은 계열의 색 중 어울리는 진한 색으로 색칠하여 줍니다.

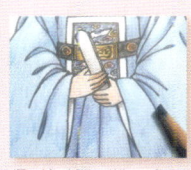 접힌 부분이나 그늘진 부분을 색칠한 후 나머지 부분은 옷을 지배하는 밝은 색으로 적당한 손의 힘 조절을 통해 마감합니다.

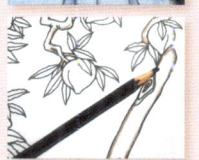 나뭇가지의 가장자리 부분과 나뭇잎 등이 겹치는 부분에는 나뭇가지에 어울리는 색 가운데 진한 색으로 먼저 색칠합니다.

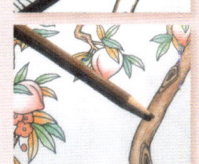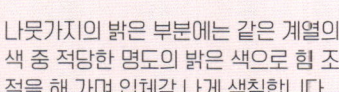 나뭇가지의 밝은 부분에는 같은 계열의 색 중 적당한 명도의 밝은 색으로 힘 조절을 해 가며 입체감 나게 색칠합니다.

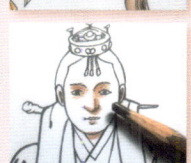 사람의 얼굴 가운데 눈두덩, 코밑, 귀, 목 등 어두운 부분에는 적당한 명도의 그림자 색으로 진하게 색칠합니다.

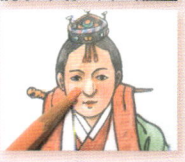 얼굴의 나머지 부분에는 살 색(살구색)으로 전체적으로 색칠을 해나가며 손의 힘 조절을 통해 입체감이 나도록 색칠하여 보세요.

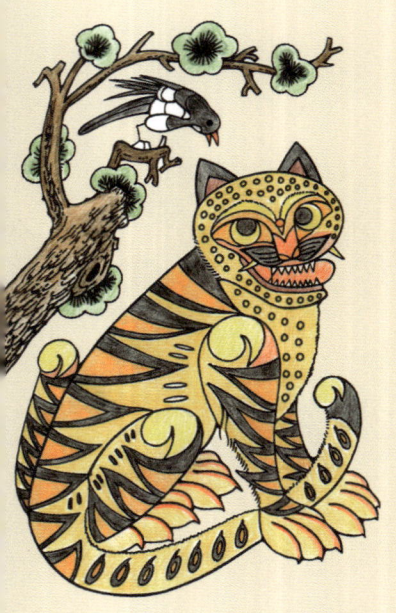

무병장수의 염원을 기원하는
민화컬러링북

복을 부르는 컬러링북

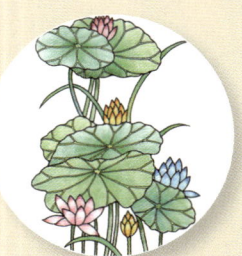
연화도 10

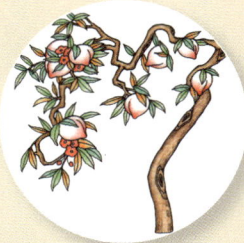
천도복숭아 12

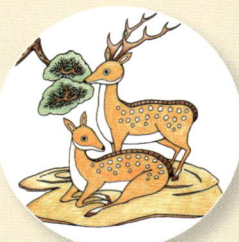
쌍록도 14

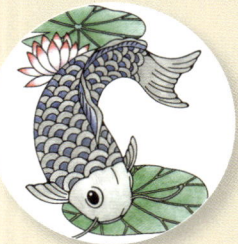
어변성룡도 16

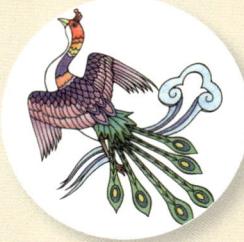
봉황도 18

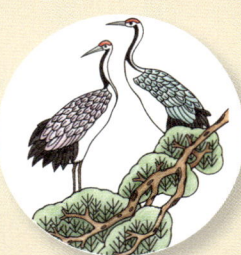
송학도 20

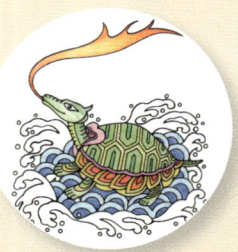
귀도 22

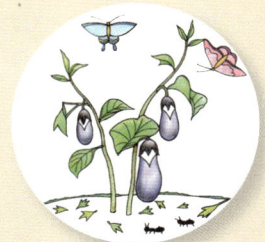
초충도 24

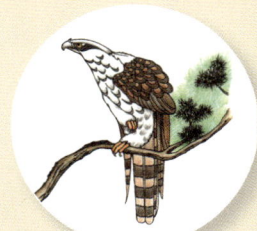
응도 26

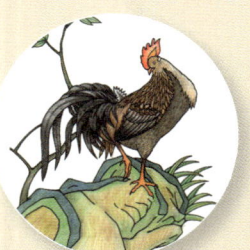
공명도 28

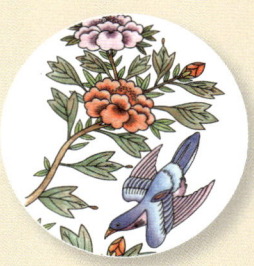
화조도 30

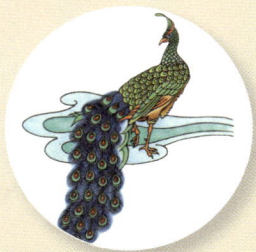
공작도 32

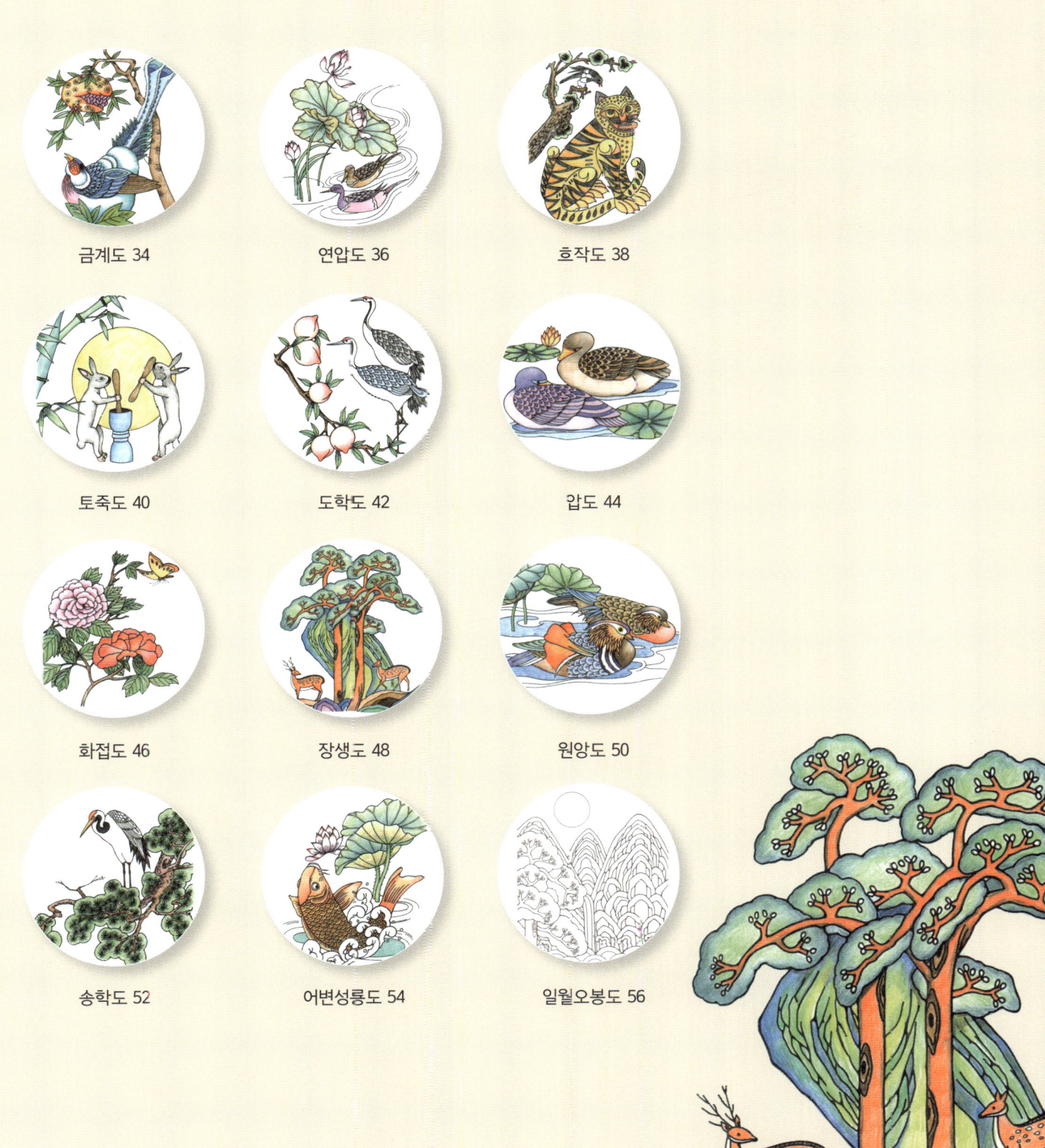

금계도 34

연압도 36

호작도 38

토죽도 40

도학도 42

압도 44

화접도 46

장생도 48

원앙도 50

송학도 52

어변성룡도 54

일월오봉도 56

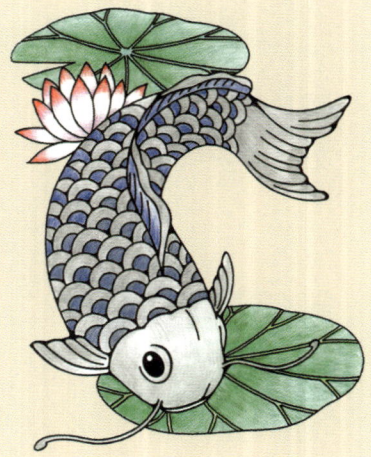

무병장수의
염원을 기원하는
십장생도와 민화를
주제로 한 컬러링북

복을 부르는 컬러링북

민화를 주제로한 **복**을 부르는 컬러링북

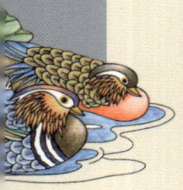

연화도(蓮花圖)

연꽃을 모티브로 한 민화들이 유독 많음을 볼 수 있는데 이것은 불교에서 생명의 근원이라는 의미와 함께 연밥은 다산을 상징함과 아울러 당시 영향을 많이 받고 있던 중국의 고사에서 비롯된 진흙 속에서도 꽃이 오염되지 않고 물속에도 잠기지 않고 올곧고 아름답게 피어난 모습을 고귀한 선비와 군자를 상징하는 은유의 표현으로 즐겨 사용하였기 때문이라고 합니다.

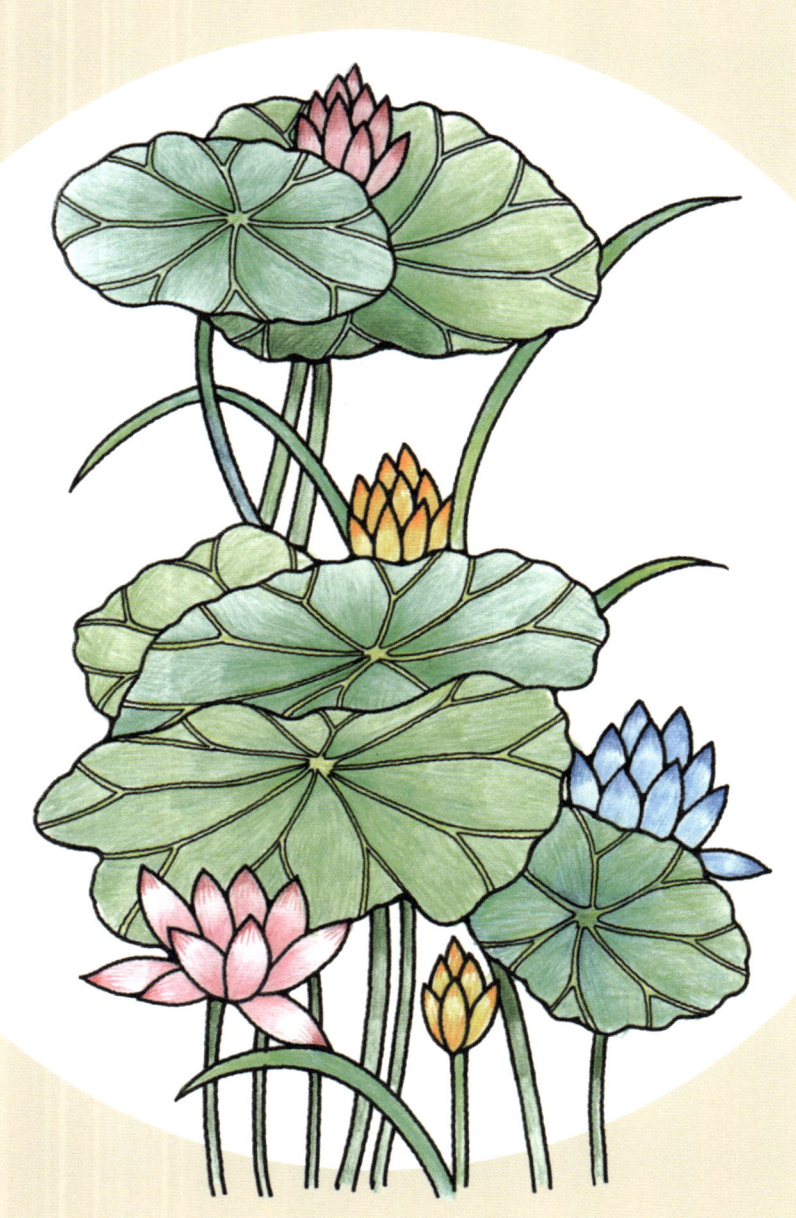

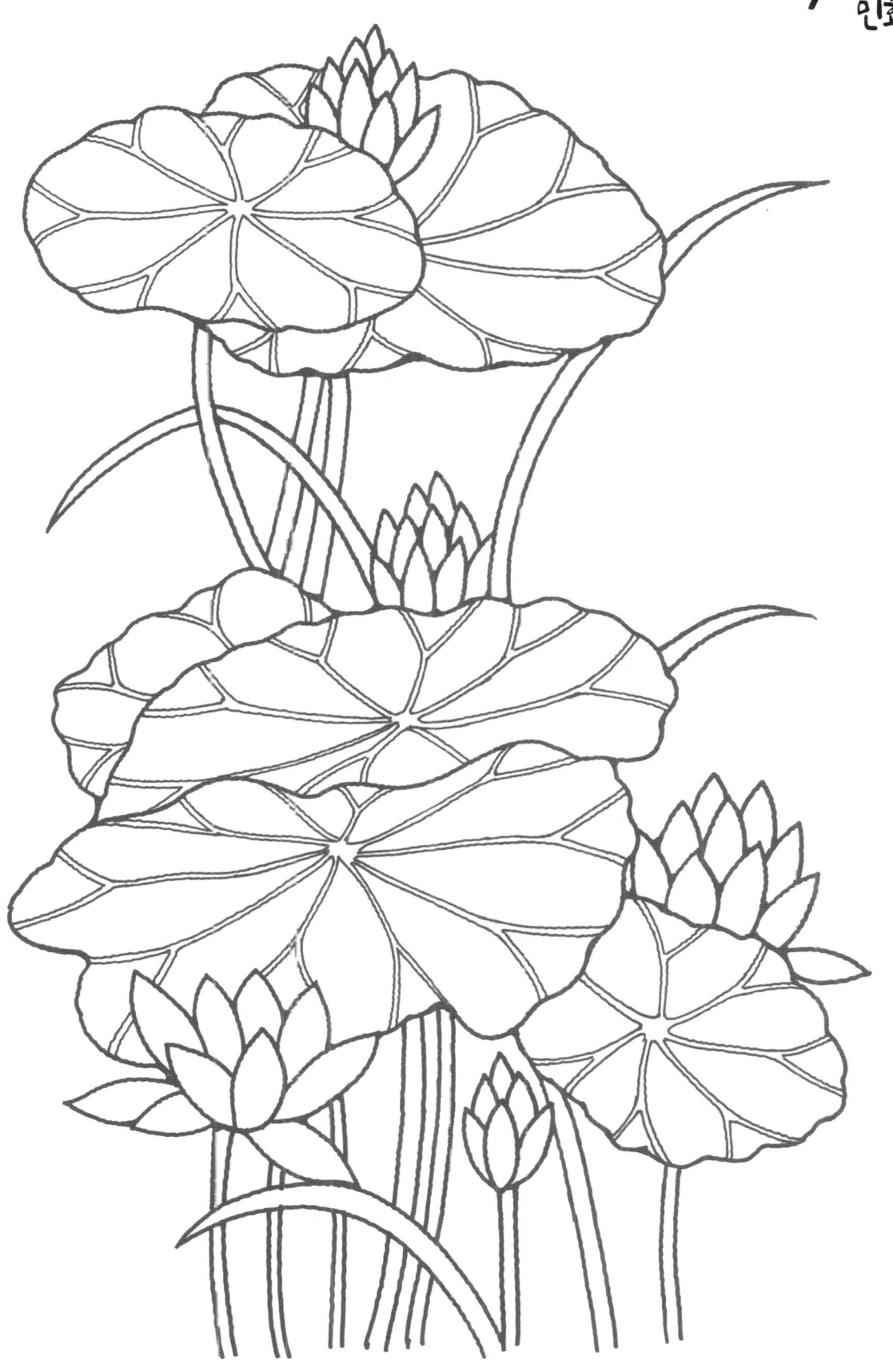

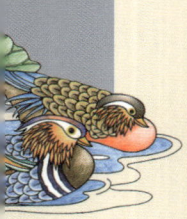

천도(天桃) 복숭아

민화의 주제로 자주 등장하는 천도복숭아는 천도(天桃), 벽도(碧桃), 선도(仙桃)라 하여 젊음, 청춘을 상징하고 귀신을 쫓을 뿐 아니라 장수의 상징이기도 하였습니다.
특히 전설 속의 천도복숭아 하나를 먹으면 천년을 더 산다고 했으며 재미있는 이야기로는 〈서유기〉에서 나오는 손오공이 천도복숭아를 훔쳐먹고 삼천갑자 즉, 18만 년을 살았다는 이야기도 전해 내려오지요.

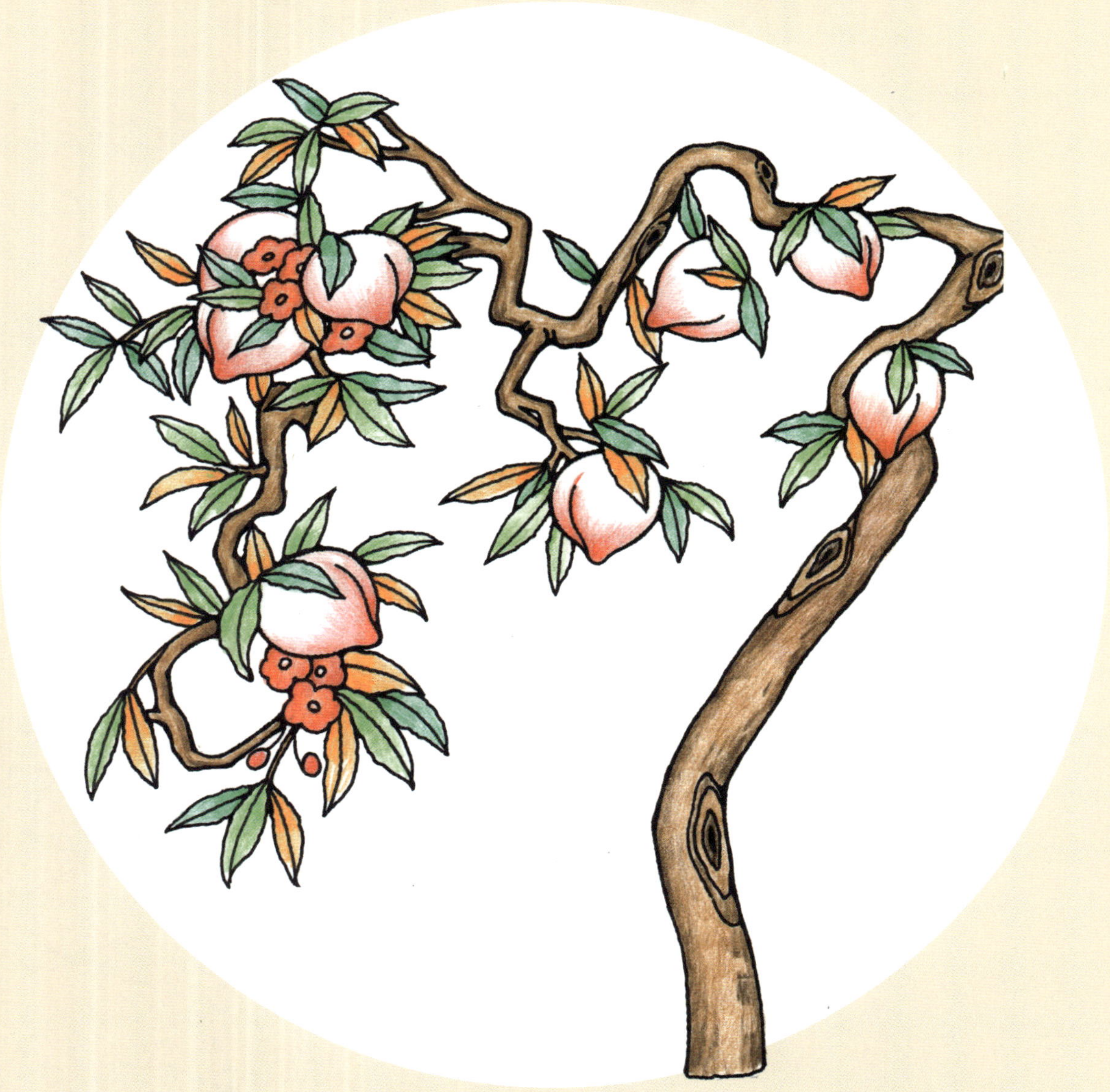

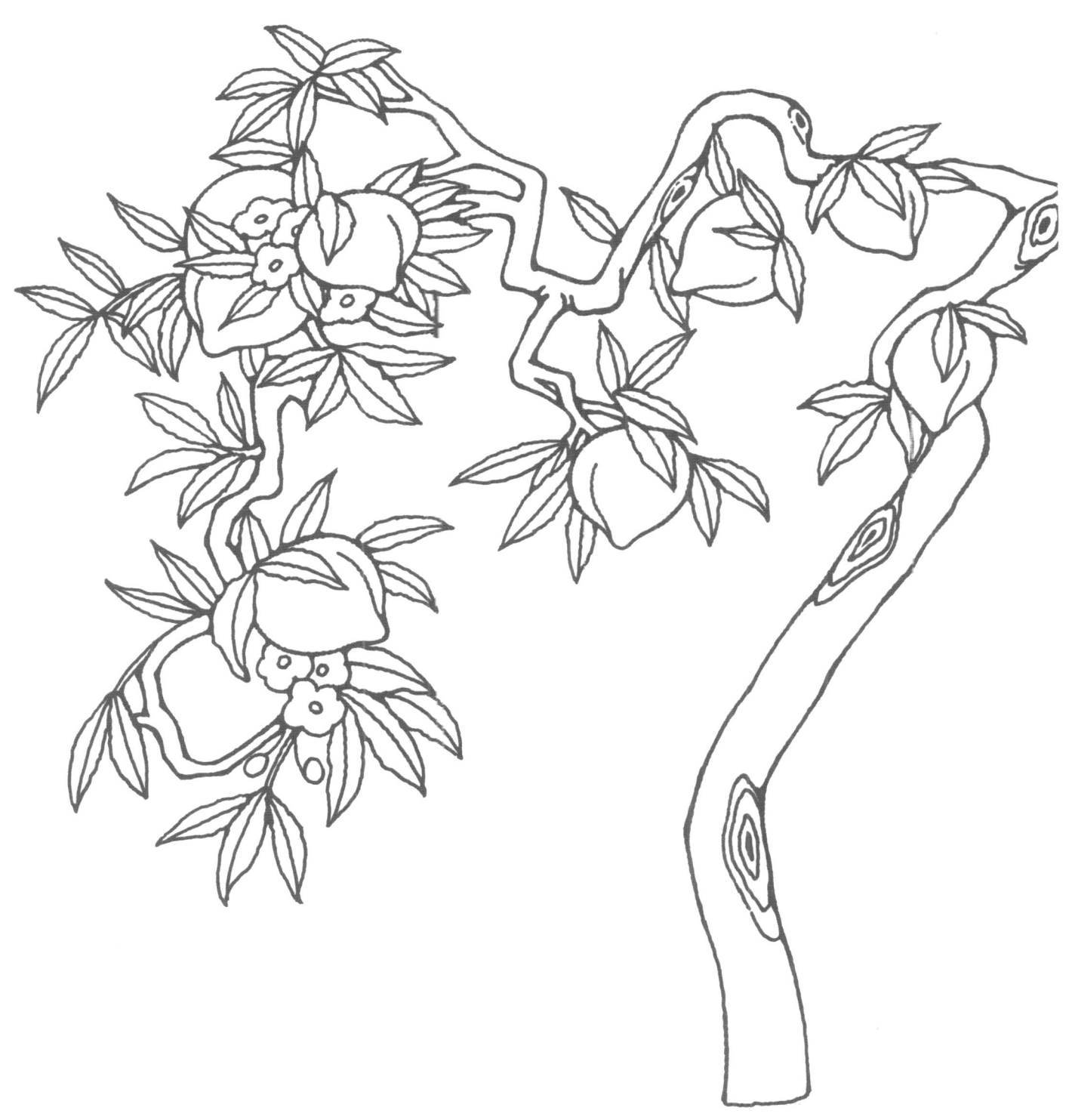

민화를 주제로한 복을 부르는 컬러링북

쌍록도(雙鹿圖)

민화에 자주 등장하는 사슴은 장수, 우애, 복록의 상징으로 사슴이 천년을 살면 청록(靑鹿)이 되고 오백 년을 더 살면 백록(白鹿)이 되며 다시 오백 년을 더 살면 흑록(黑鹿)이 된다는 장생, 영생을 상징하는 영물로 장수를 기원하는 뜻에서 십장생도를 비롯한 많은 민화의 소재로 즐겨왔음을 알 수 있습니다.

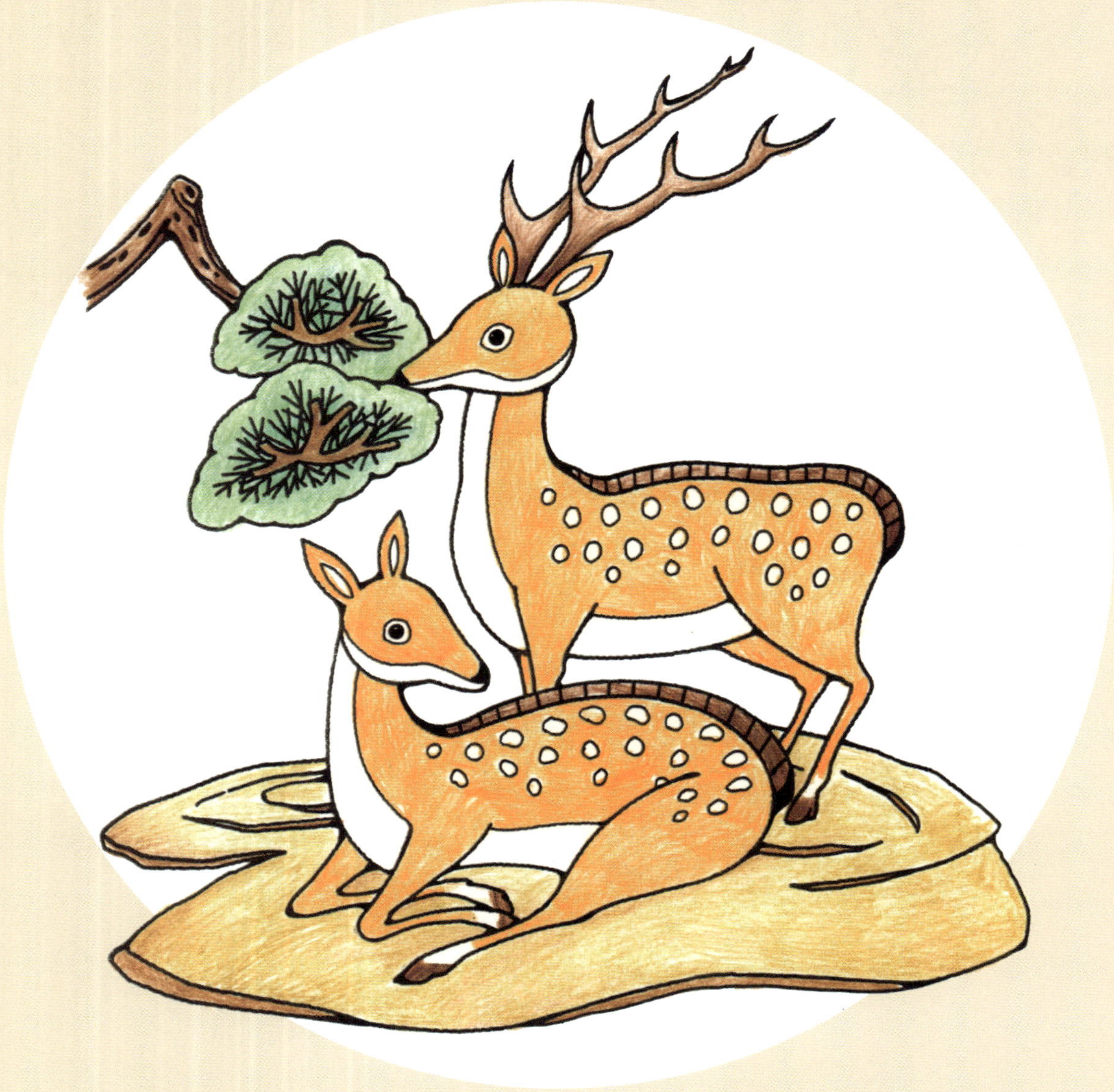

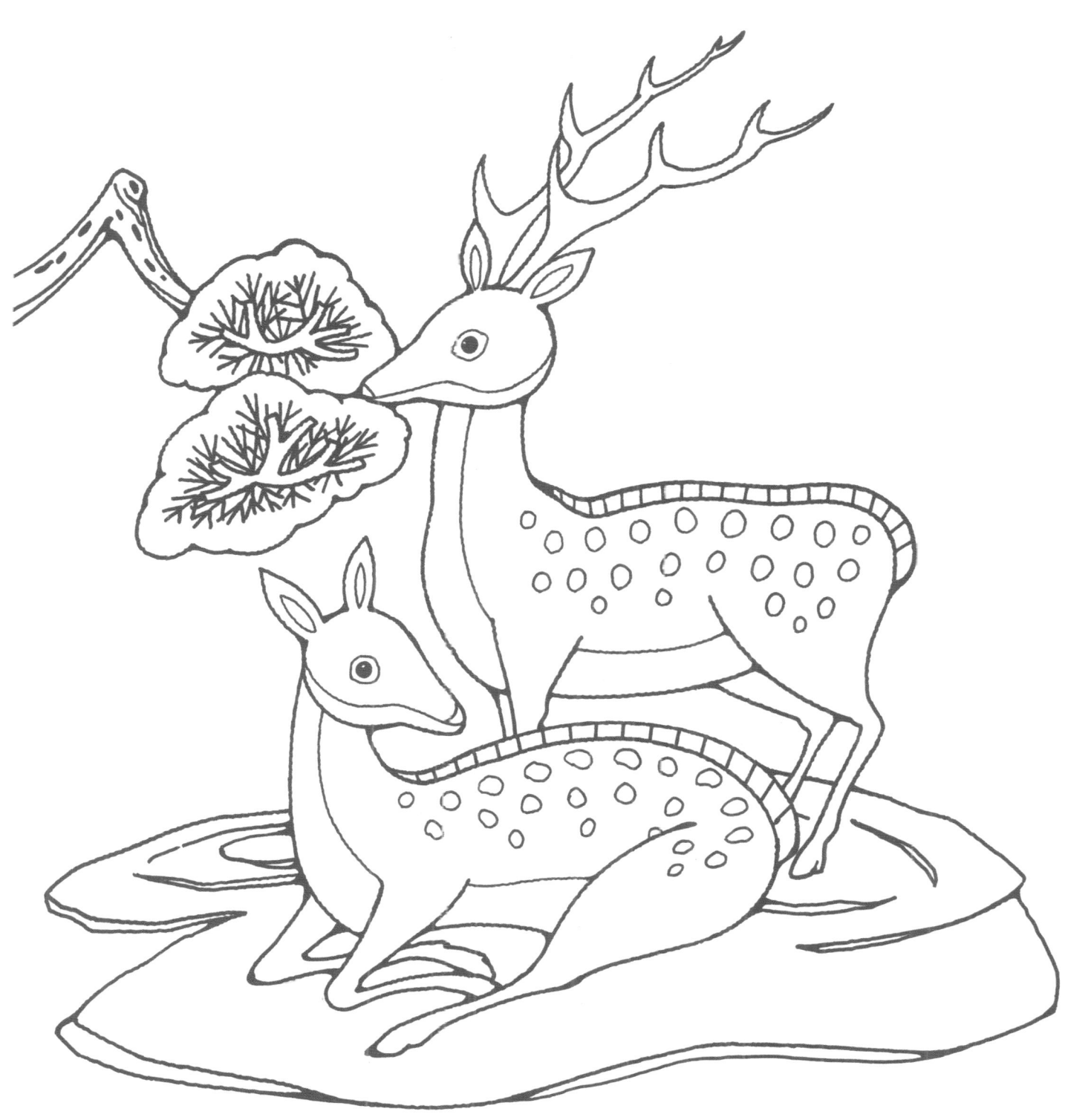

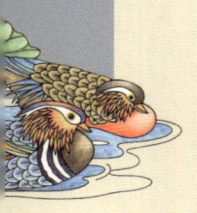

어변성룡도(漁變成龍圖)

물고기가 변해서 용이 된다는 뜻의 어변성룡도는 잉어가 몸을 크게 움직여 용으로 변한다는 내용 때문에 등용문도라고도 말하며 과거에 합격하여 출세와 승진 등 입신양명의 기원을 내포하고 있는 민화의 단골 주제이기도 합니다.

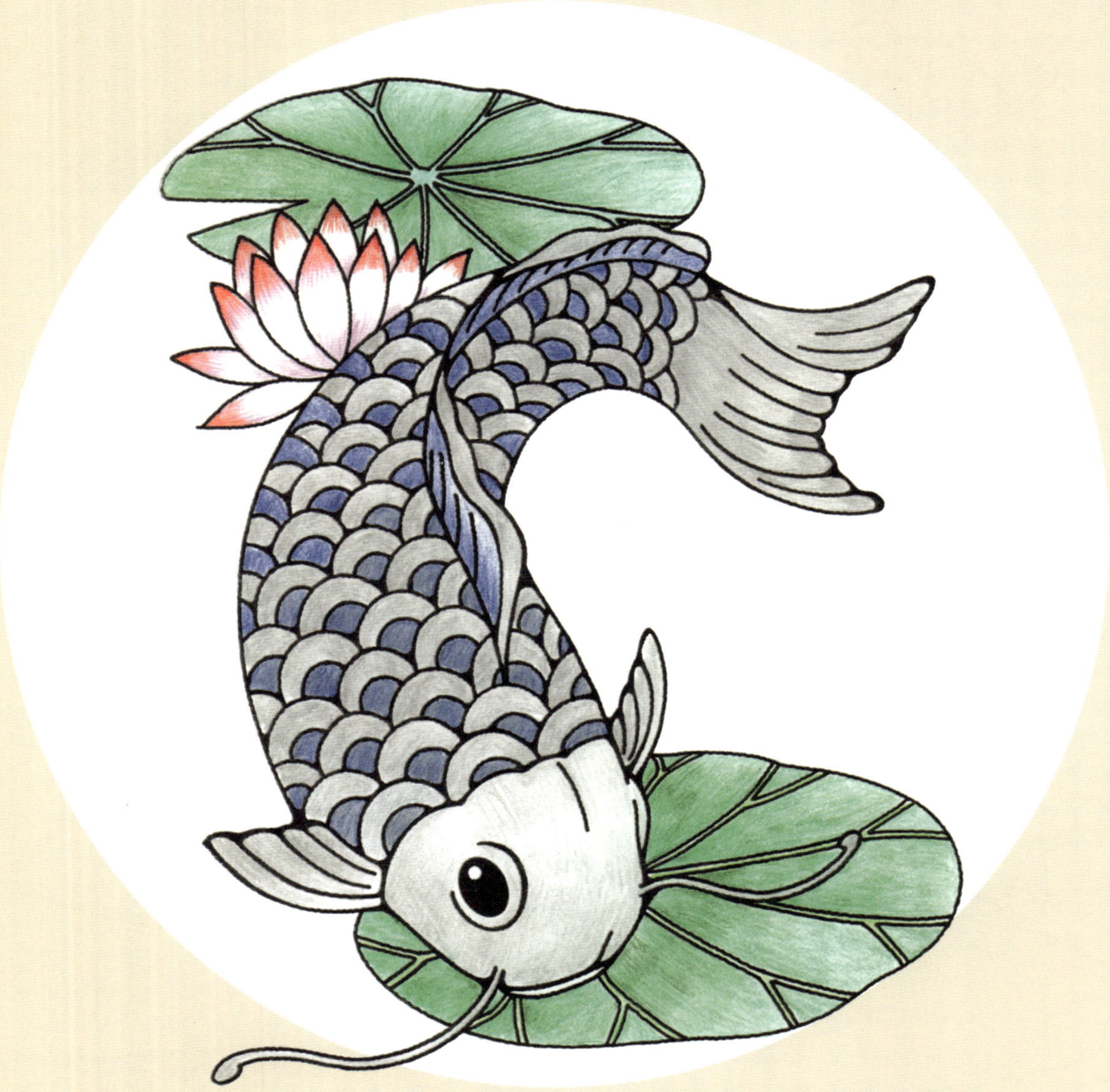

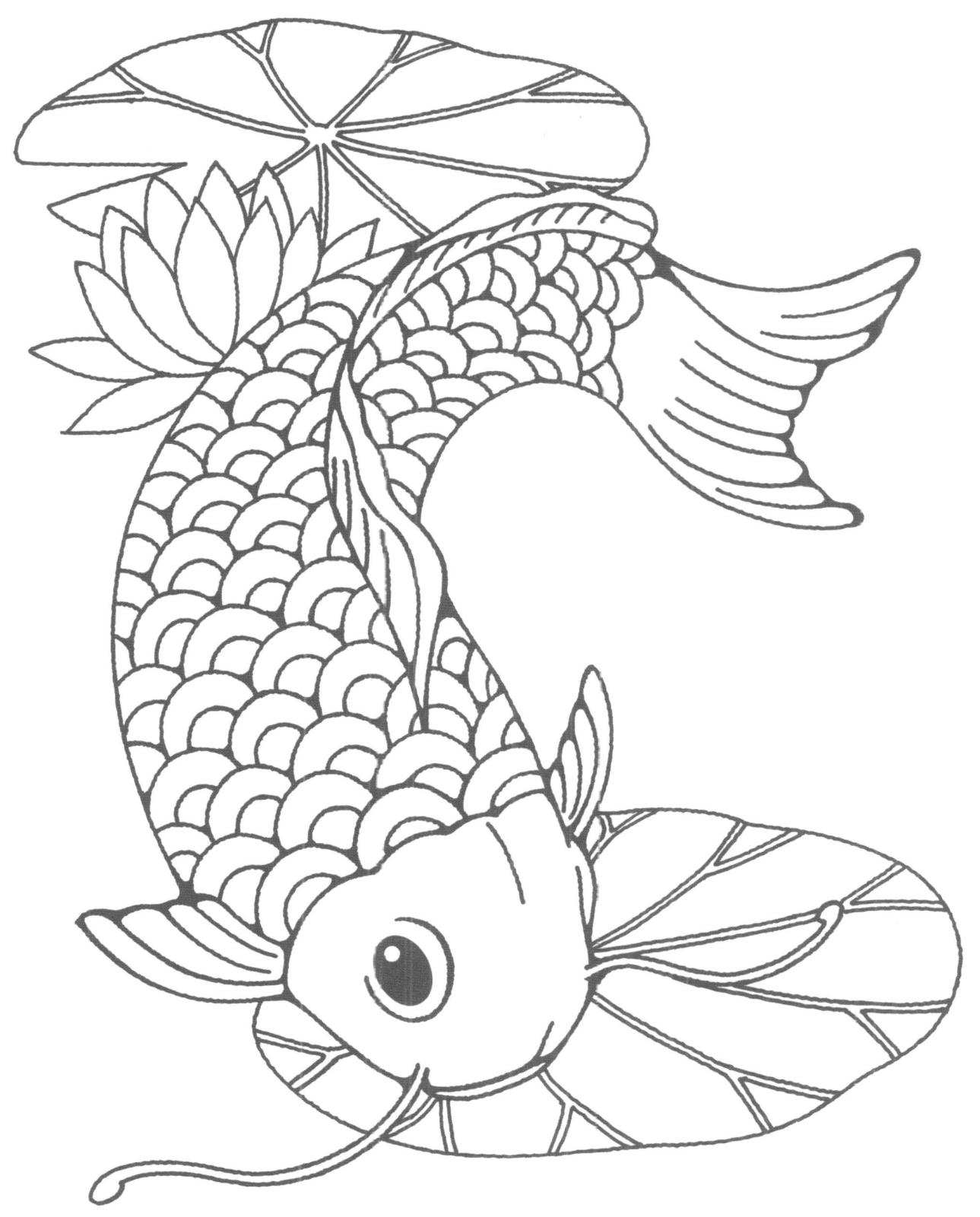

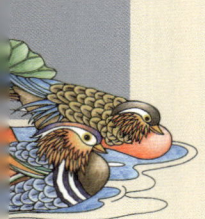

봉황도(鳳凰圖)

우리 민화에 봉황은 상상 속의 동물로 봉(鳳)은 수컷을 황(凰)은 암컷을 지칭하므로 봉황이라고 칭하는 것은 암, 수 한 쌍을 일컫는 것이라 하겠습니다.

민화에서의 봉황은 부귀영화를 상징하는 의미로 귀하게 쓰였으며 오늘날에도 우리나라의 국가 원수인 대통령의 문장이나 휘장에도 사용하고 있음을 볼 수 있습니다.

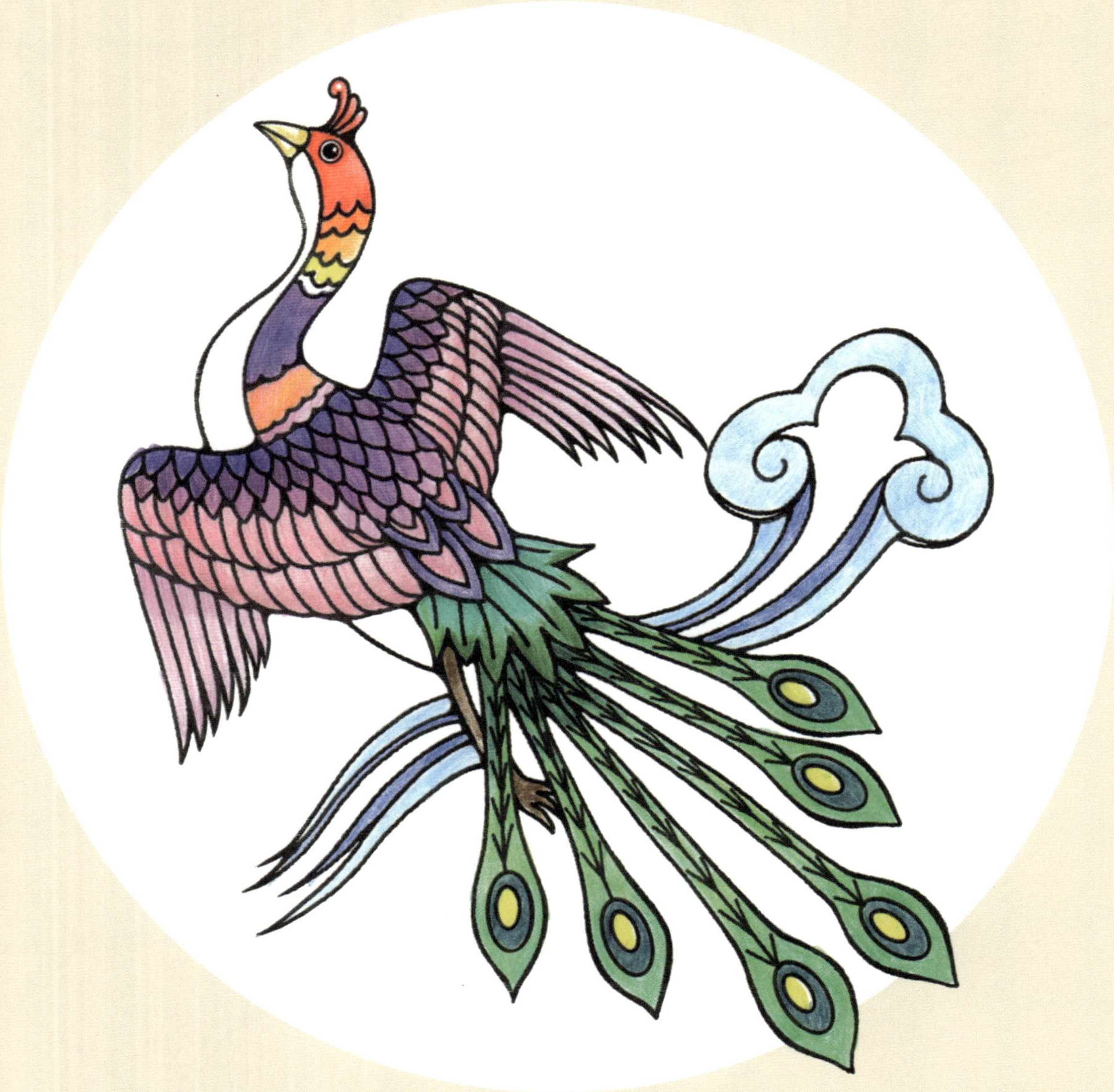

복을 부르는 민화

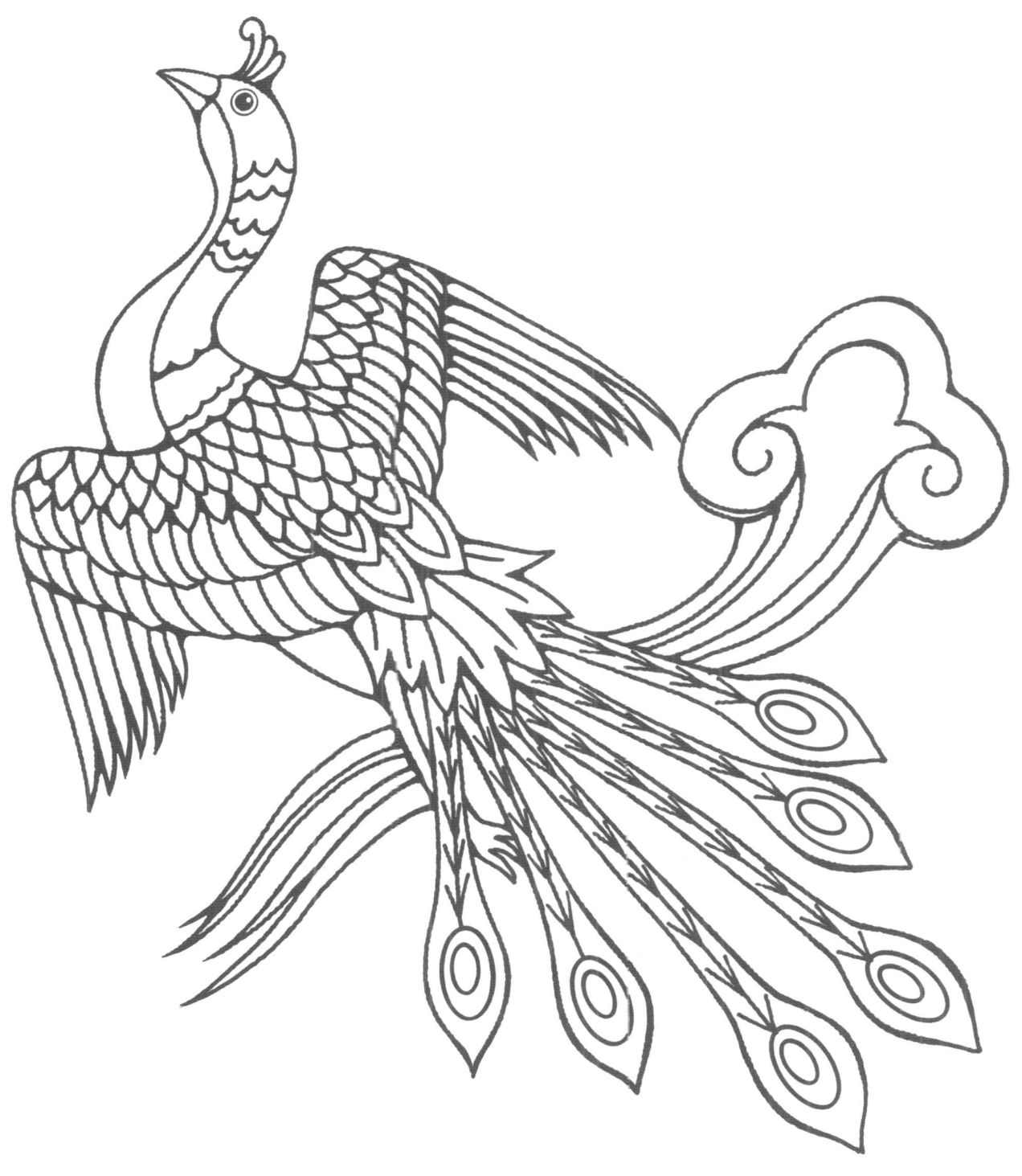

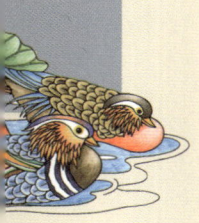

송학도(松鶴圖)

소나무와 학이 있는 민화를 많이 볼 수 있는데 이것은 고결한 백색의 몸체에 날개 끝의 검은색 깃털과 머리의 붉은색 점이 단아한 모습으로 보여 신령스럽게 인식되었고 천년을 산다는 장수의 의미까지 함께해 청렴과 장수를 표현하였으며 늘 푸른 소나무는 변하지 않는 선비의 지조를 상징하였다고 합니다.

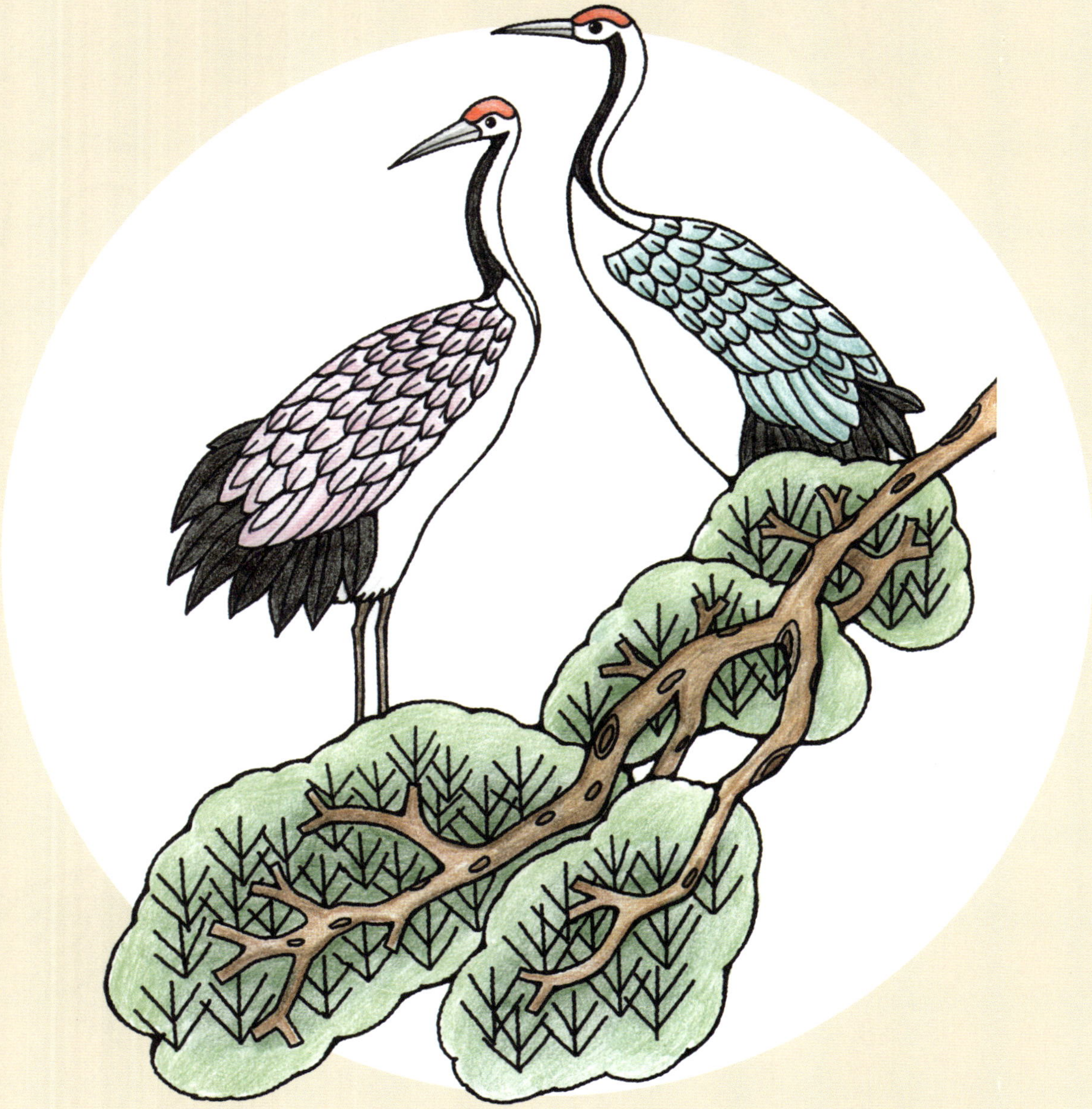

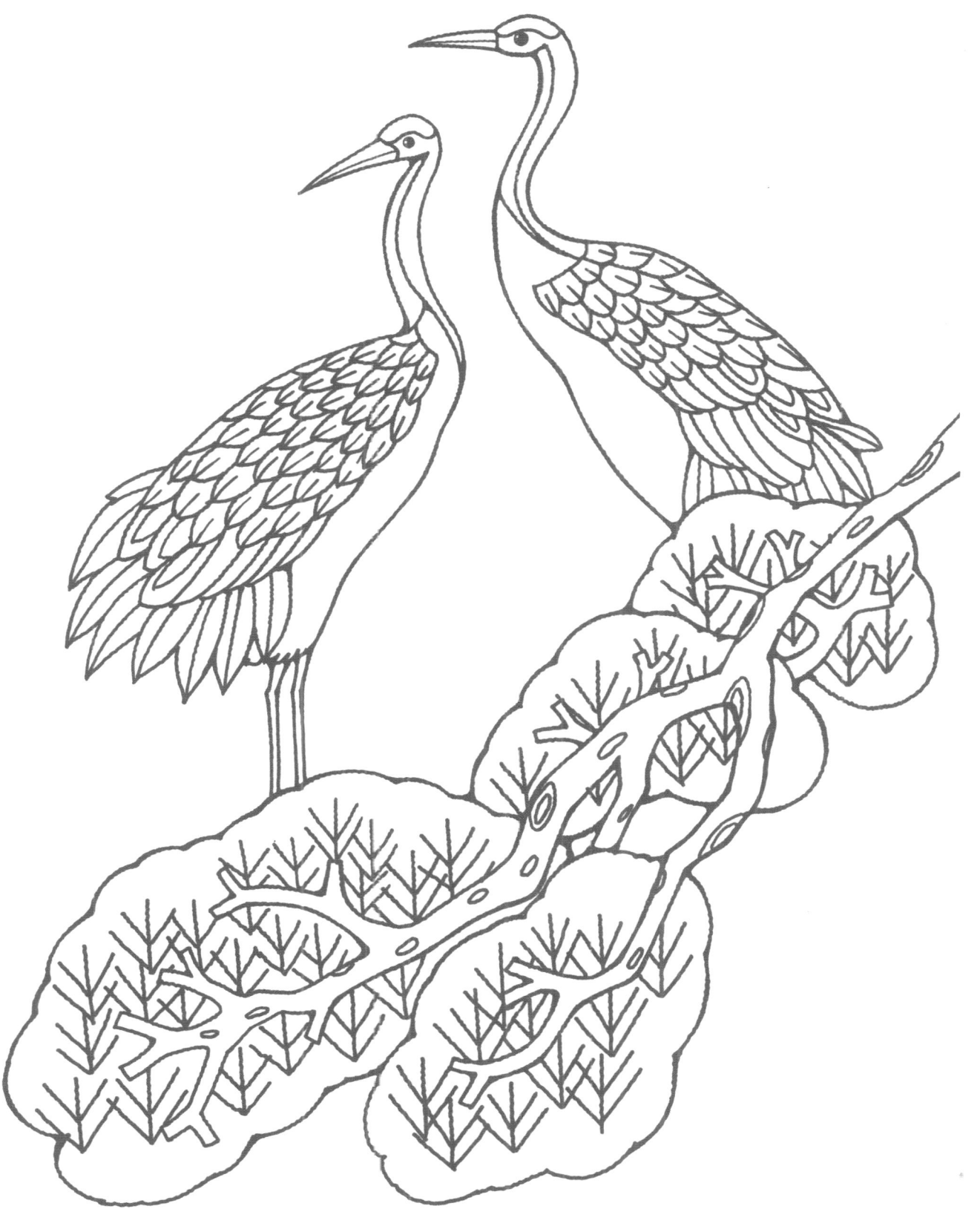

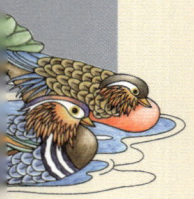

귀도(龜圖)

한자로 거북이는 구 또는 귀로 읽힙니다. 따라서 귀도(龜圖)는 거북이 그림을 뜻합니다. 거북이는 예로부터 3천 년을 산다는 장수하는 동물로 인식되어 경험에서 우러나는 지혜, 영원, 강력한 힘, 재물과 인내를 상징하며 민화에서도 장수의 염원을 귀도를 통해 간구하였습니다.

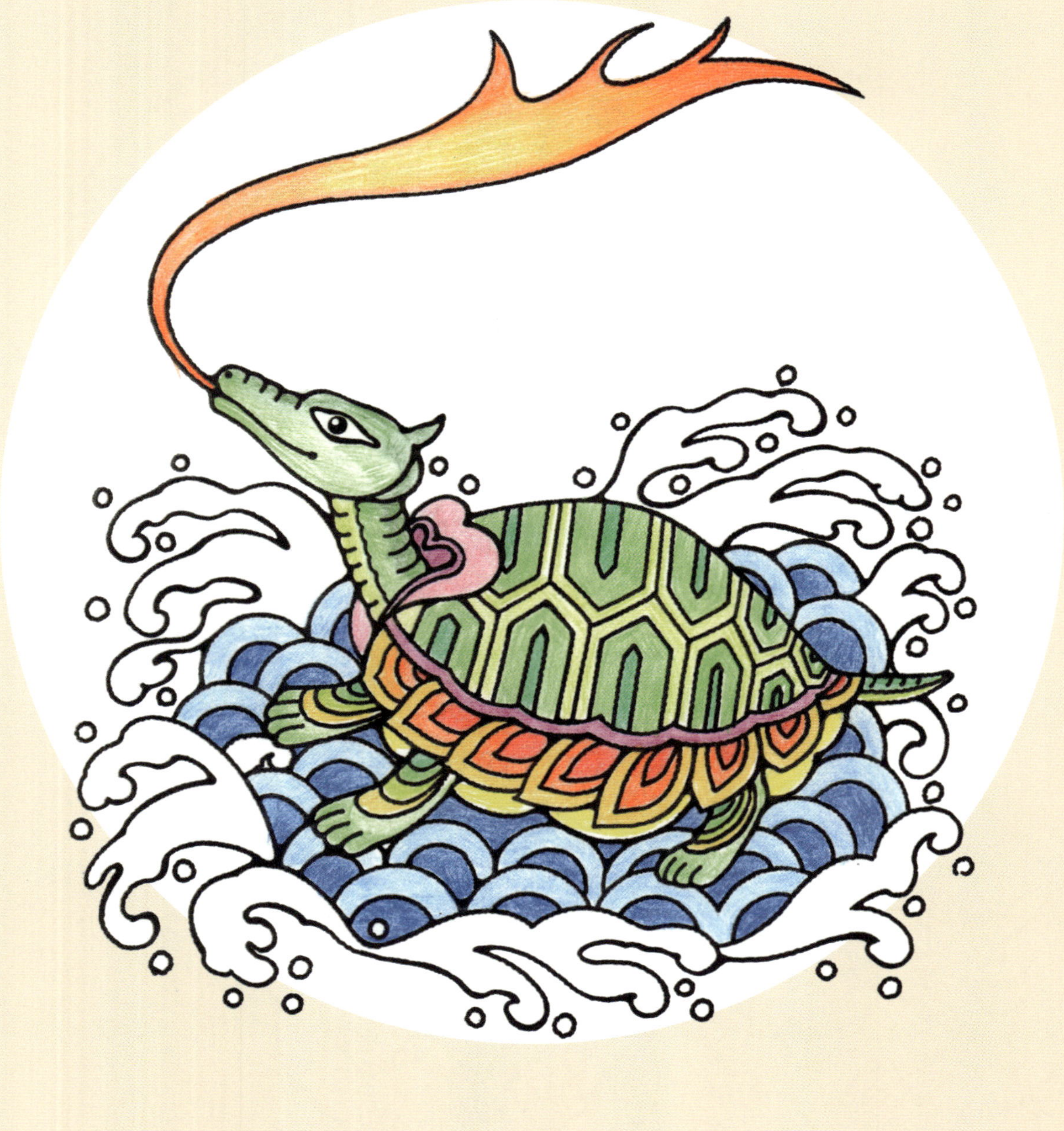

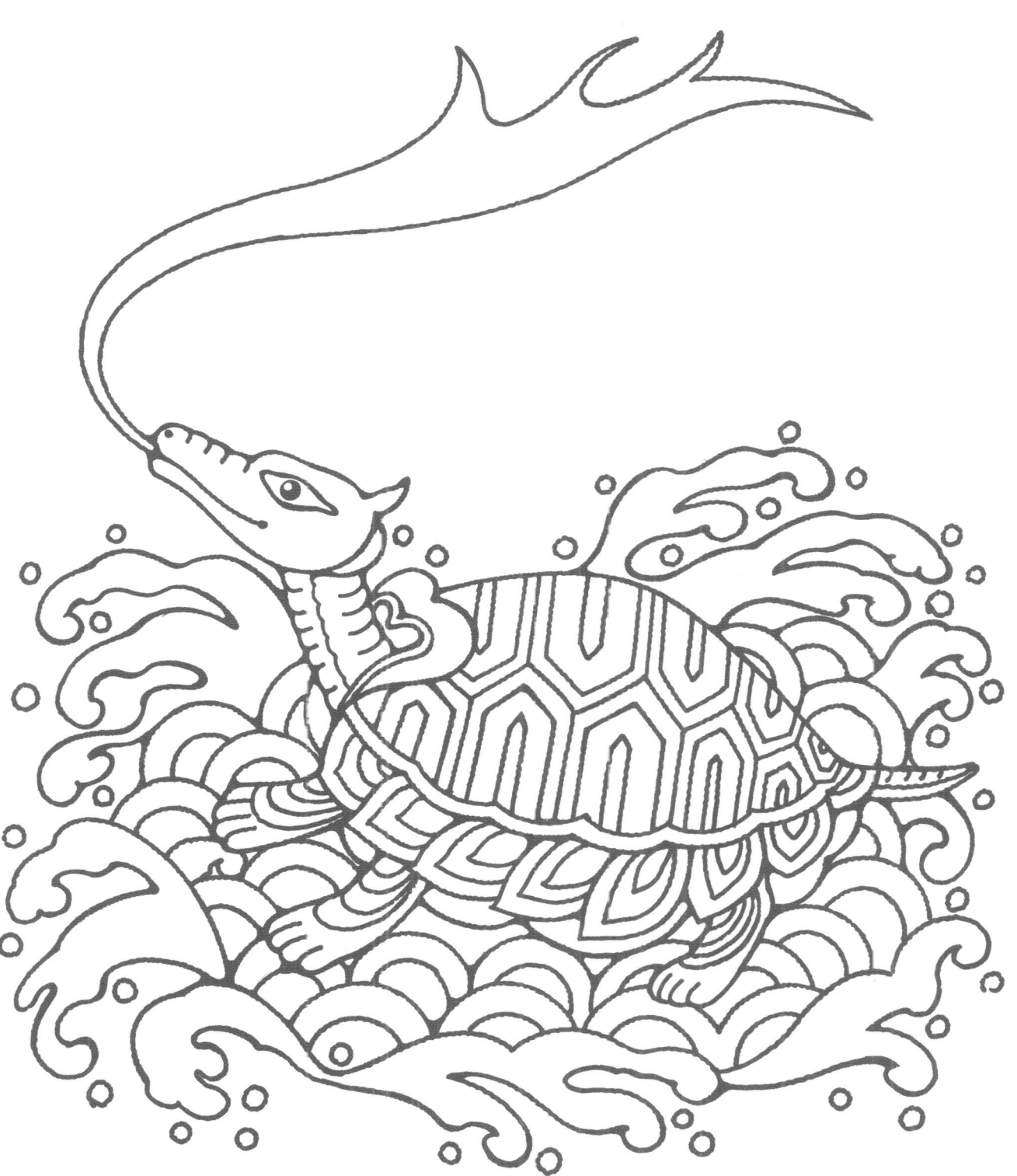

민화를 주제로한 복을 부르는 컬러링북

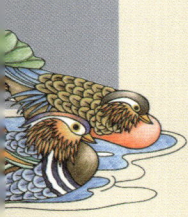

초충도(草蟲圖)

초충도는 문자 그대로 풀과 벌레를 그린 그림을 말합니다. 이 나비와 가지 그림은 조선 시대의 유명한 예술가인 신 사임당의 그림으로 모든 것은 화합한다는 성리학의 인(仁)을 바탕으로 하는 17세기 말에서 18세기 초의 철학적 개념이 내포된 그림으로 사소한 것에 대해서도 따뜻한 시선으로 표현한 당시로는 특별한 예술작품이라 하겠습니다.

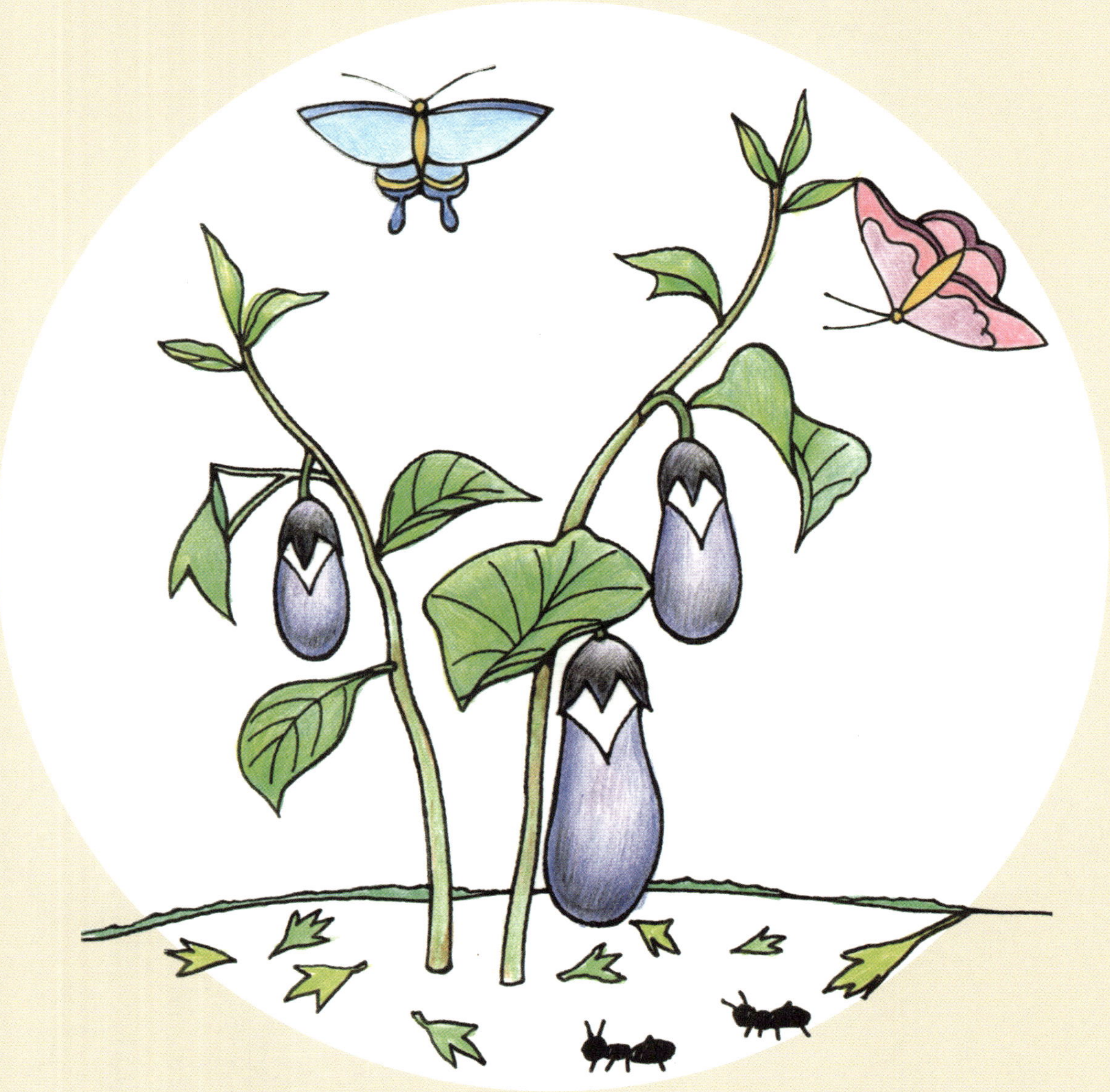

복을 부르는 민화

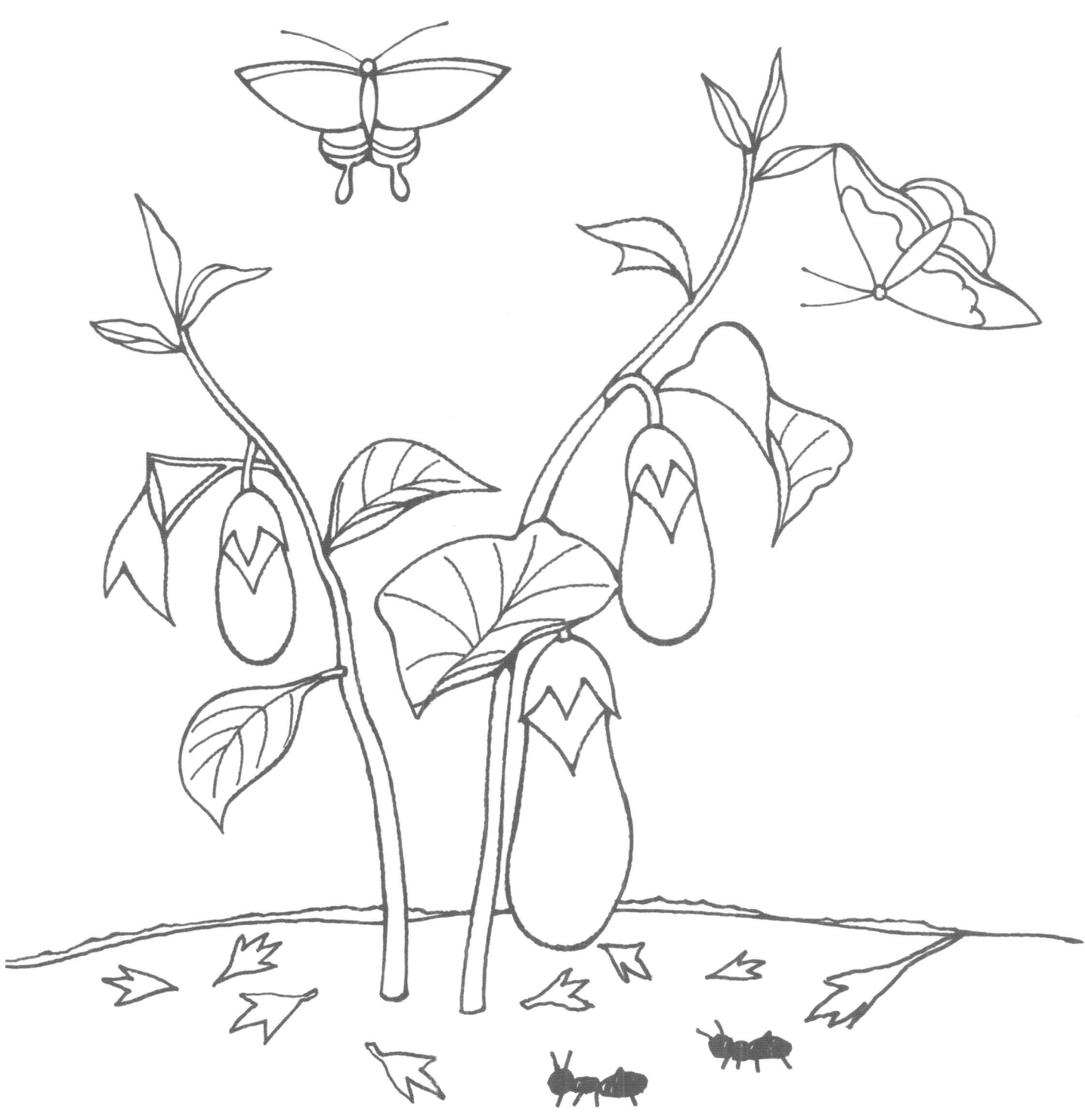

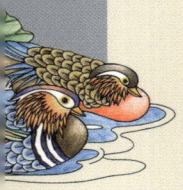

민화를 주제로한 복을 부르는 컬러링북

응도(鷹圖)

응도는 매 그림을 뜻합니다. 매나 독수리는 생태계의 먹이사슬에서 상위에 있는 포악한 동물로 그림에서는 사냥 매와 소나무를 함께 표현하여 선비들의 변하지 않는 지조와 절개를 상징하였습니다. 숙종 때에는 임금님이 신하들에게 하사하는 세화(歲畵)로도 사용할 만큼 유명하였다고 합니다.

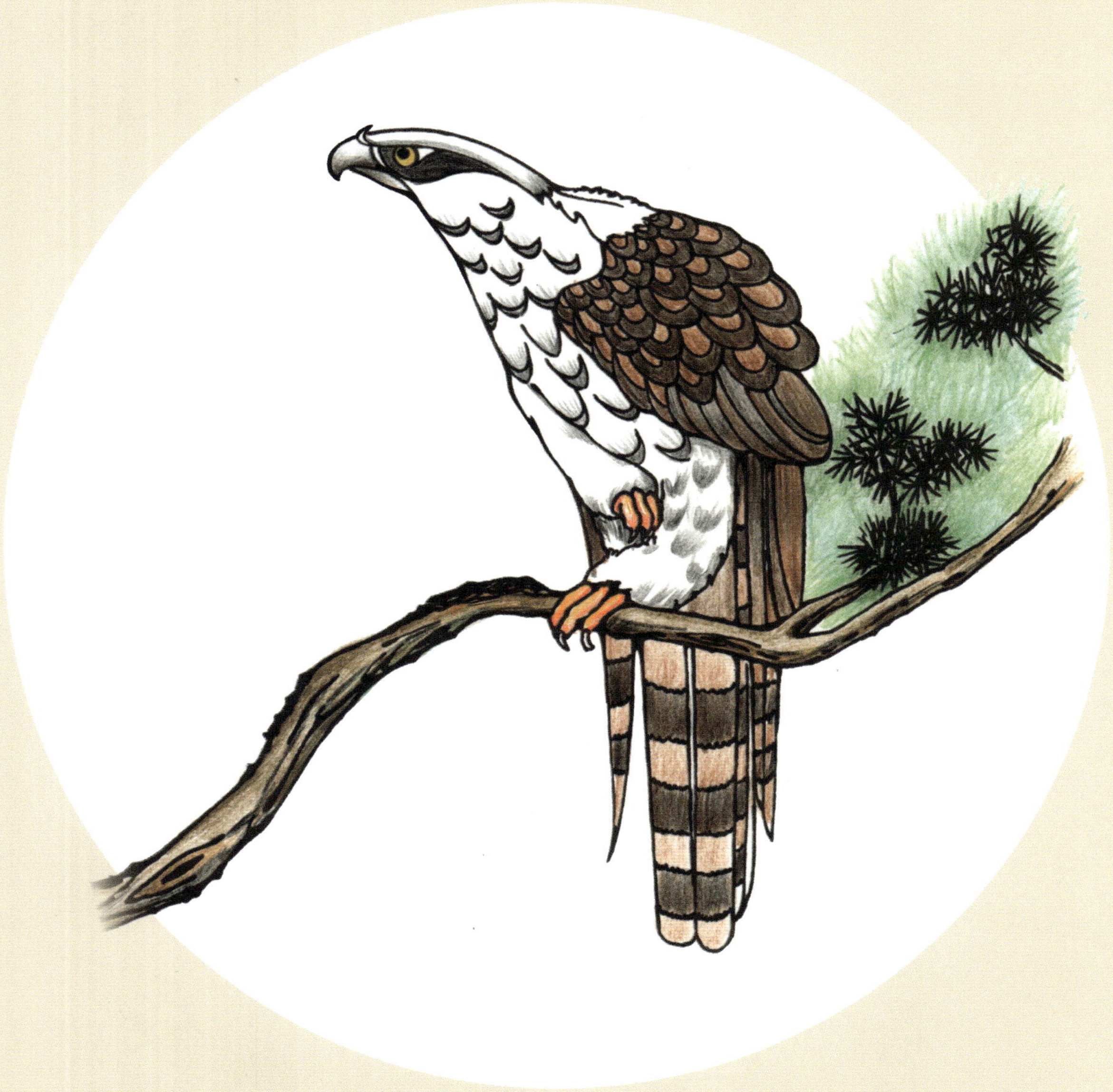

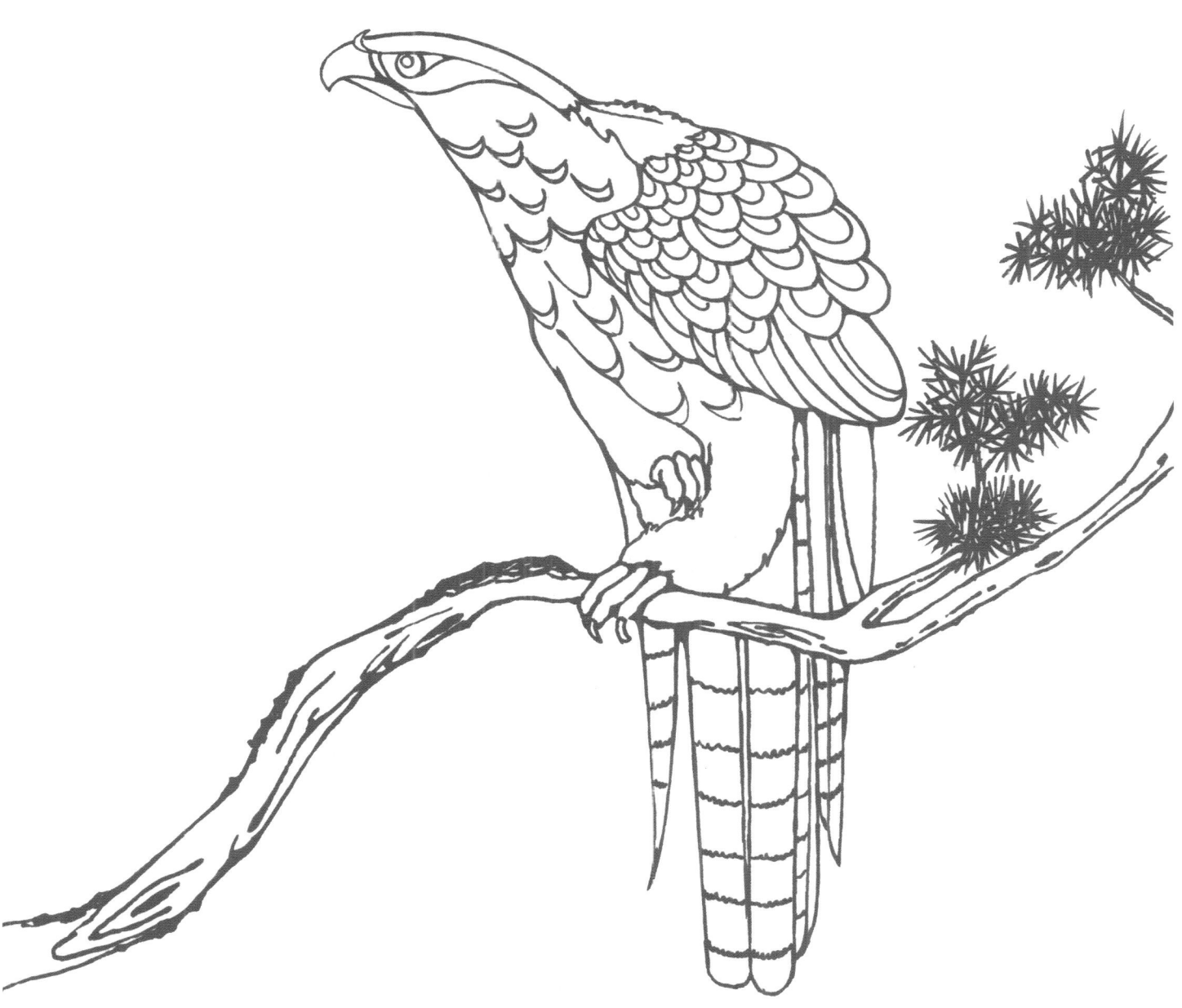

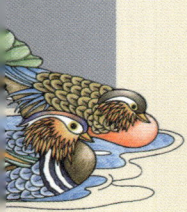

공명도(公鳴圖)

수탉을 한자로는 공계(公鷄)라고 합니다. 수탉의 이름 앞 자인 공(公) 자에 운다는 뜻의 명(鳴) 자를 합한 그림을 수탉이 우는 그림이라 하여 공명도(公鳴圖)라 칭하였습니다.
공명(公鳴)과 공을 세워 이름을 알린다는 공명(功名)과 음이 같아 공을 세워 널리 알린다는 의미로 쓰였습니다. 이와 함께 닭은 동이 틀 무렵 울어 귀신을 몰아낸다는 의미로도 닭 그림이 민화에서 쓰였기도 하였습니다.

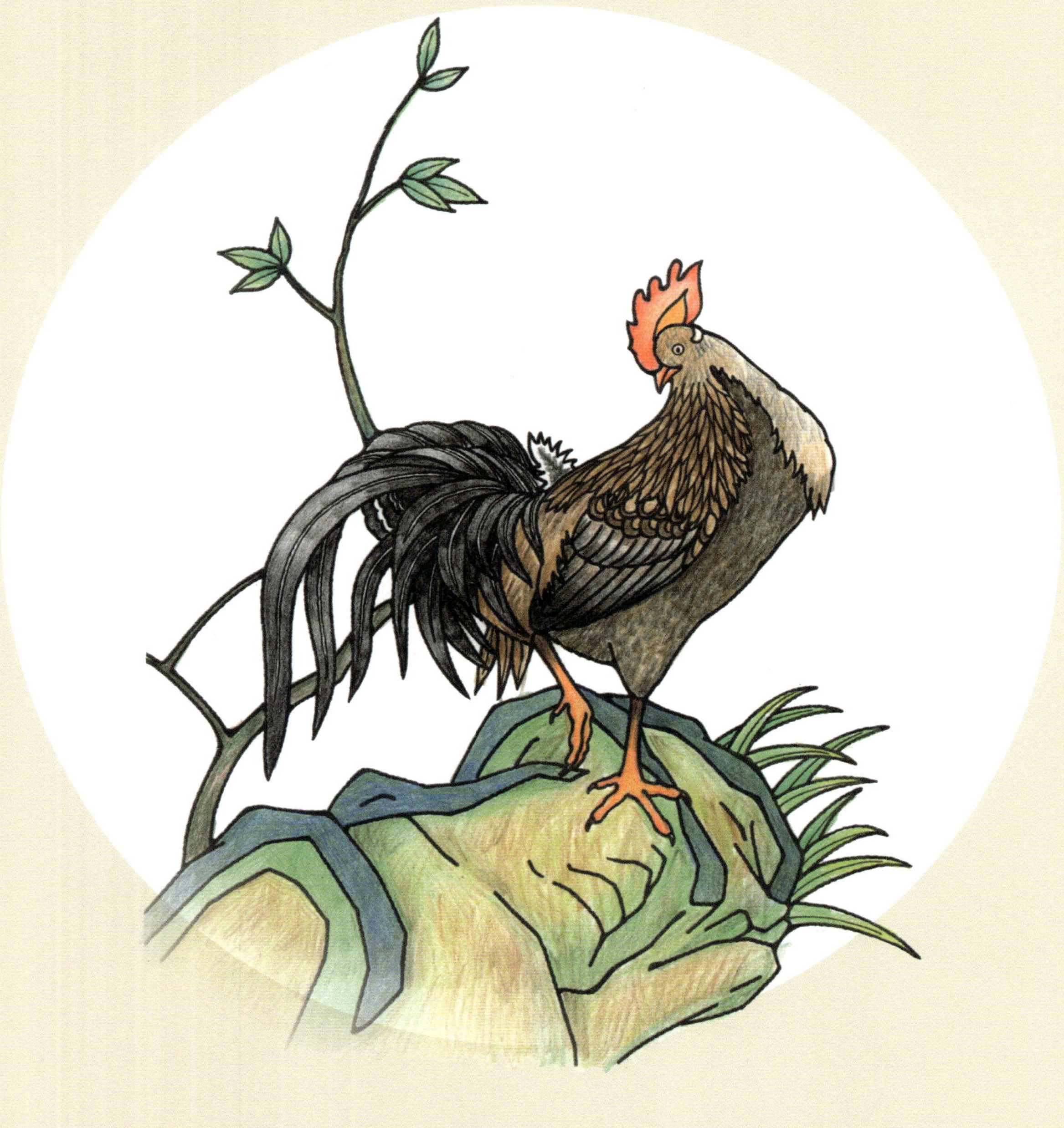

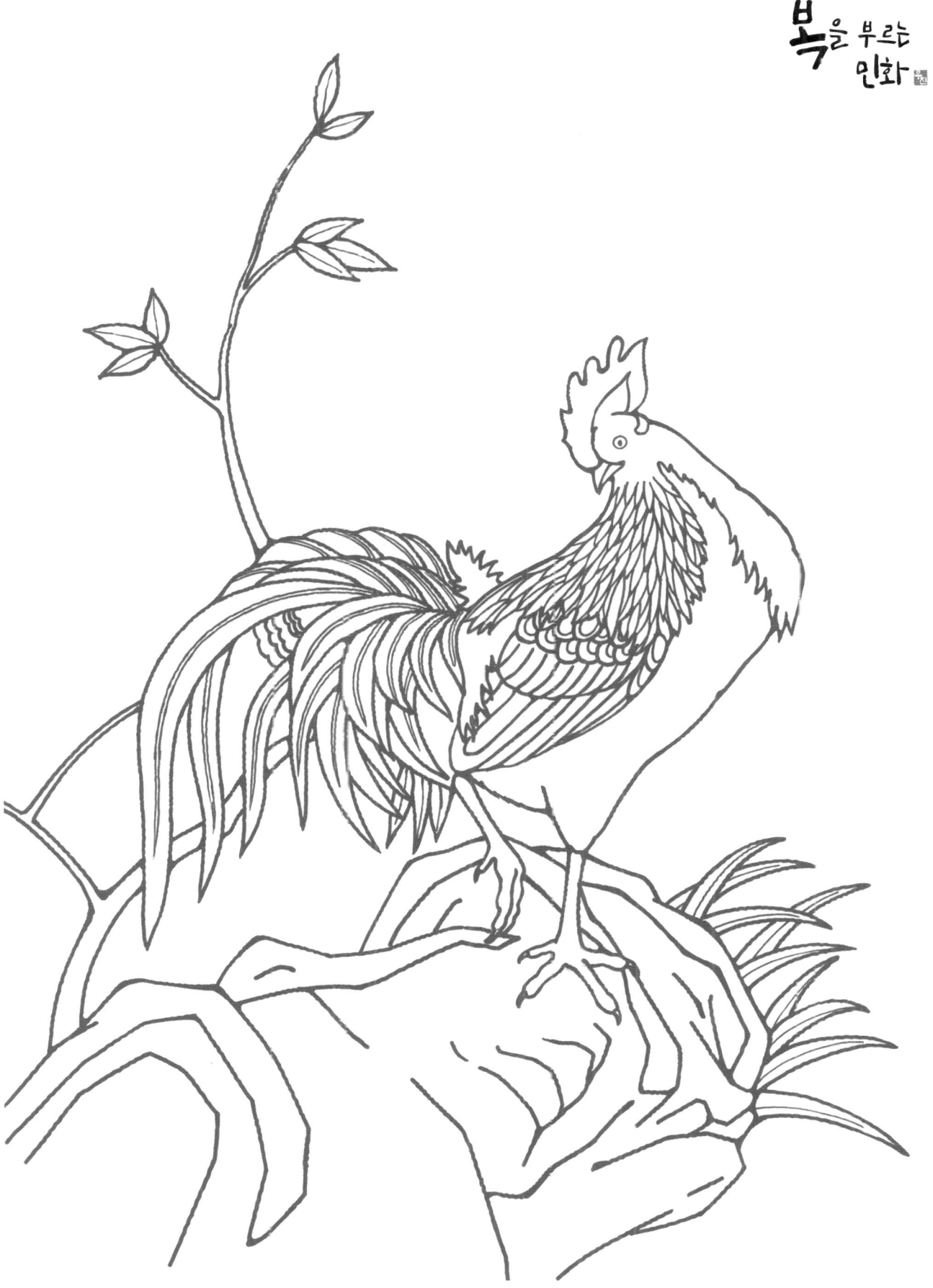

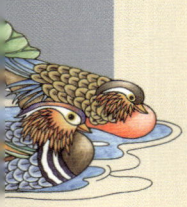

민화를 주제로한 복을 부르는 컬러링북

화조도(花鳥圖)

모란과 제비를 주제로 한 민화입니다. 모란은 중국이 원산지인 꽃이며 이름을 수컷을 뜻하는 모(牡)와 붉다는 의미의 란(丹)을 합하여 모란이라고 읽습니다.

수컷을 상징하는 모(牡) 자가 앞에 있어 꽃 중의 꽃이라고 불리며 부귀영화의 상징으로 쓰였습니다. 여기에 귀소성이 강하고 인간 친화적인 제비가 상징하는 희소식, 신의와 의리 등의 뜻이 더해져 부귀영화의 좋은 소식을 염원하는 마음으로 민화의 주제로 즐겨 사용하였습니다.

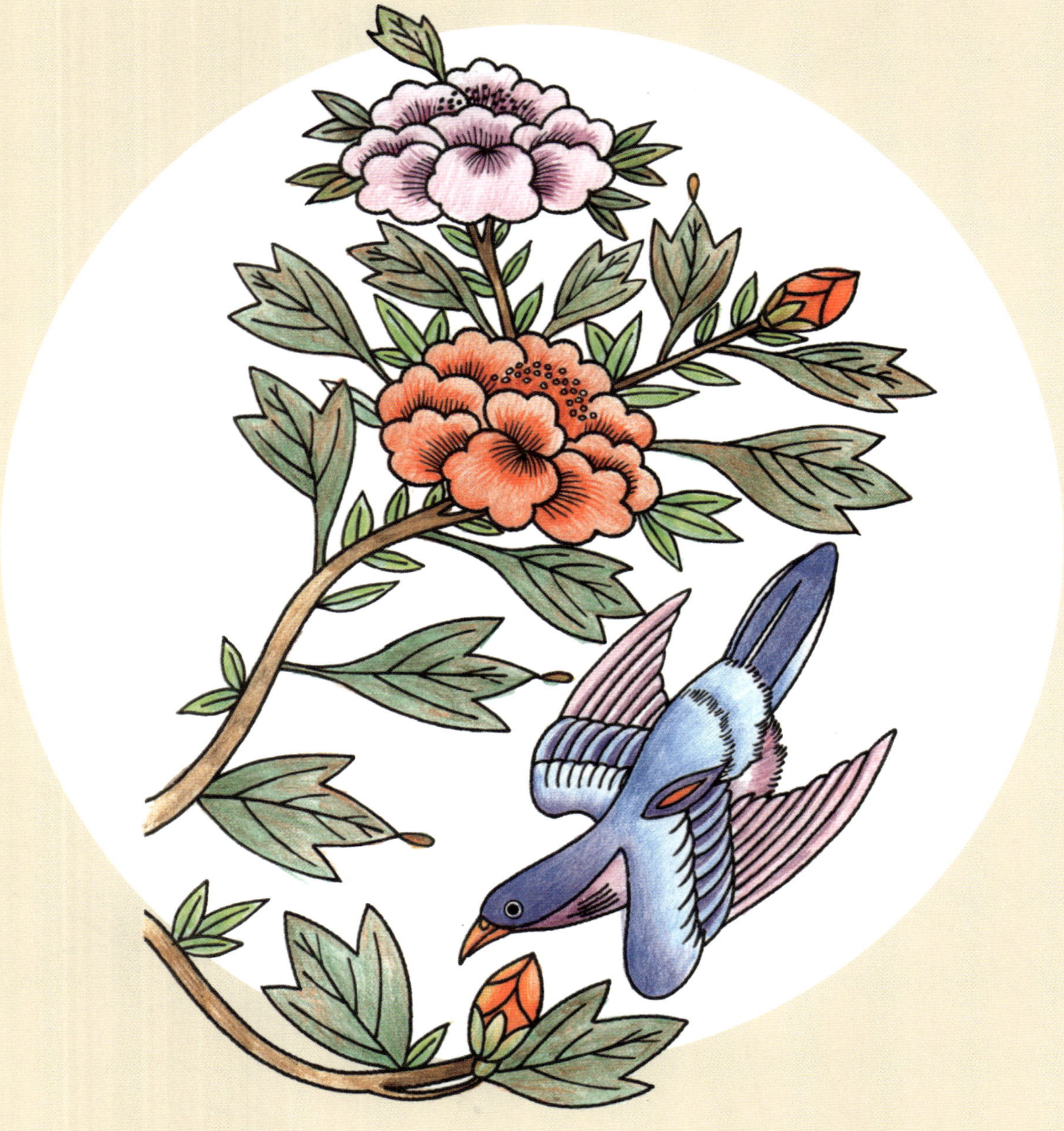

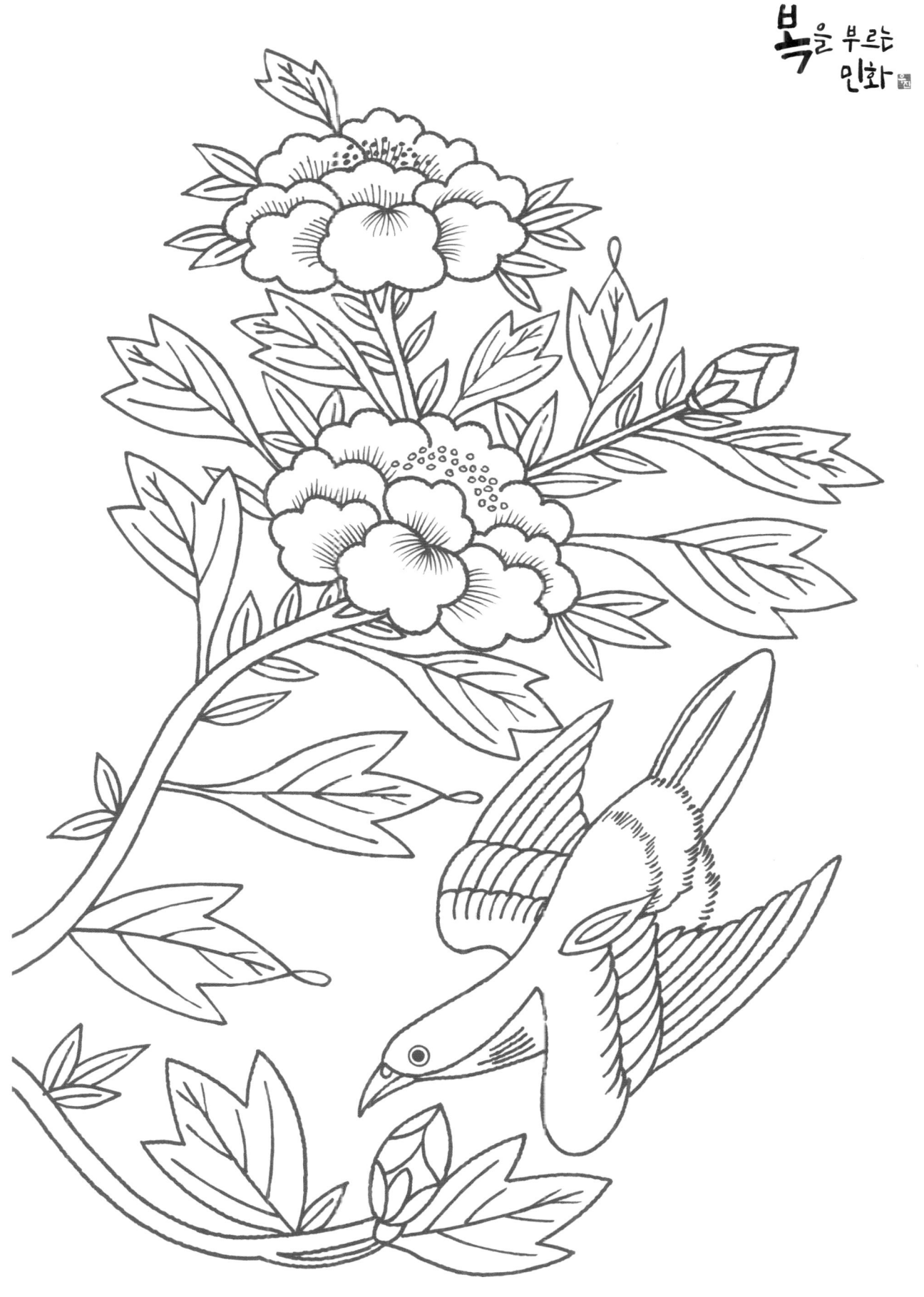

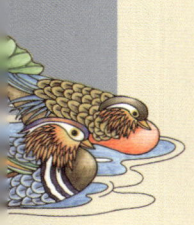

공작도(孔雀圖)

공작새를 그린 민화를 말합니다. 옛날 우리 선조들이 그린 공작새 그림을 보면 실제 공작의 모습과는 다름을 알 수 있는데 이것은 공작새의 실제 모습을 보기 어려워 상상에 의지해 그렸다고 봅니다. 공작새의 아름다운 깃털은 덕을 쌓아 최고의 관직과 높은 지위에 올라감을 의미하였으며 공작새의 깃털이 무관 등의 관모(官帽) 등에 널리 사용됐음을 볼 수 있습니다.

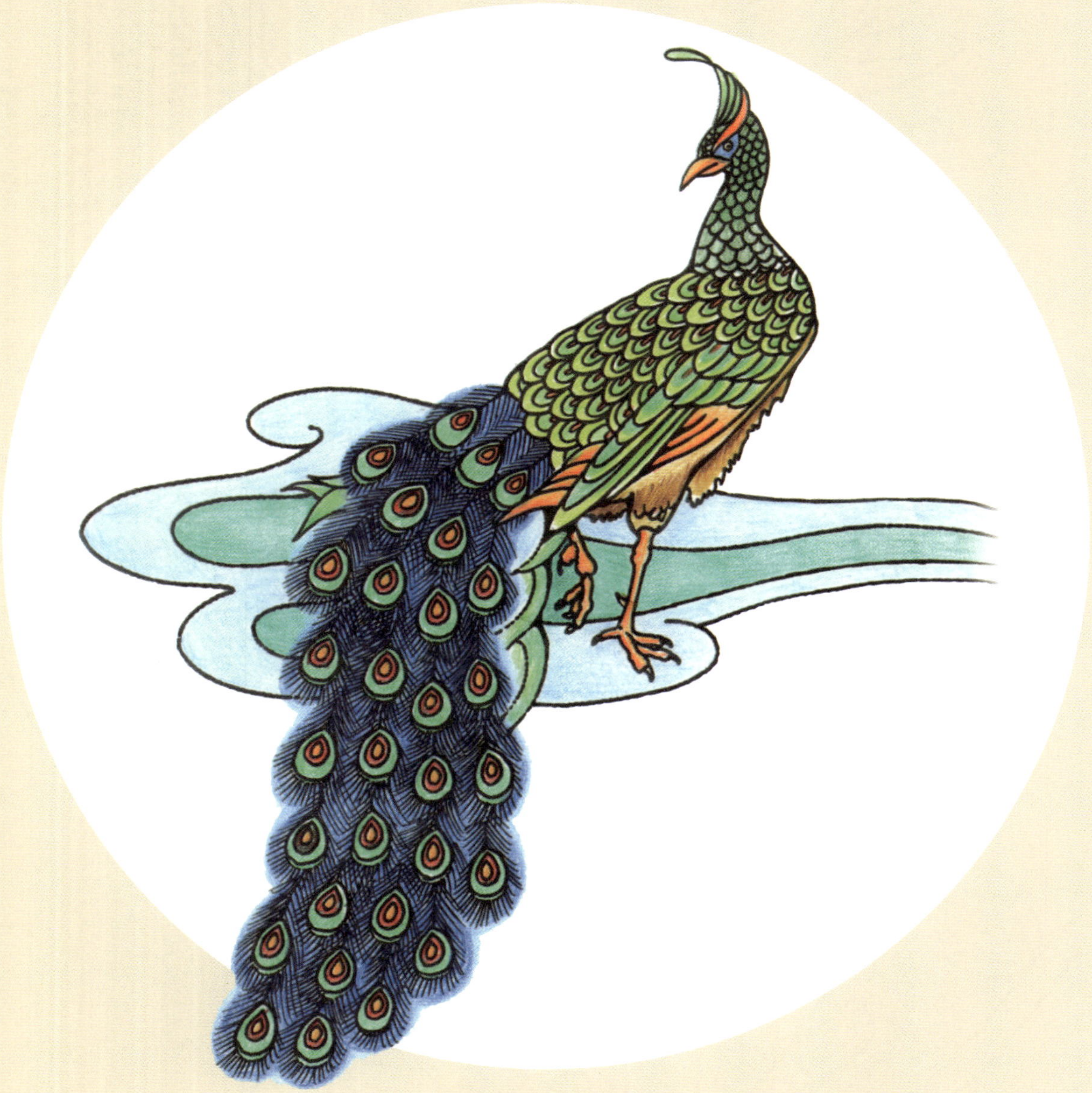

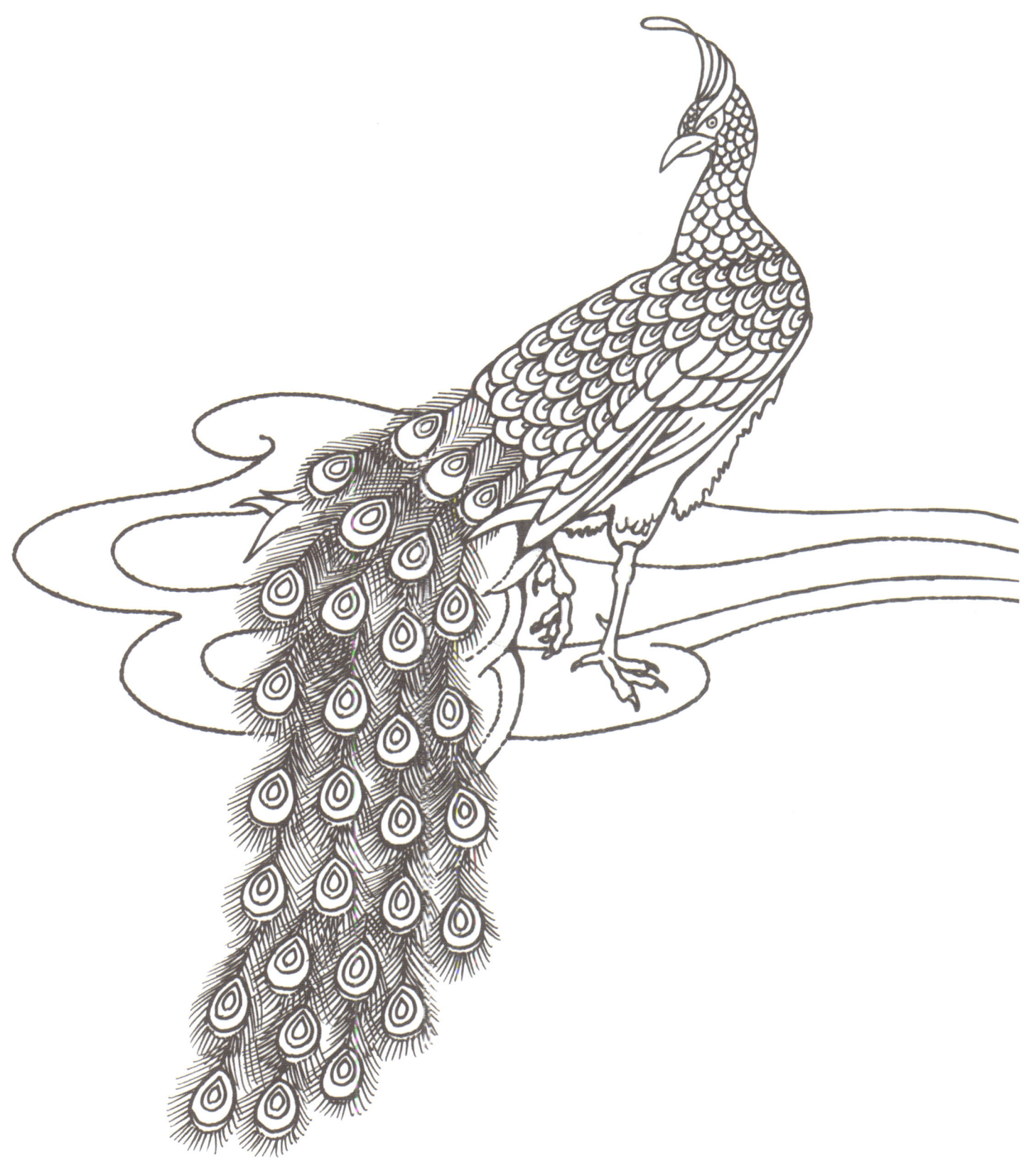

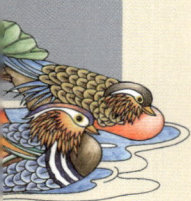

금계도(金鷄圖)

작은 꿩을 닮은 금계(金鷄)는 꼬리가 공작새처럼 화려하며 다산을 상징하는 석류와 함께 그려 민화의 주요 모티브가 되었습니다.

이는 풍요를 상징하는 금계와 다산의 의미가 내포된 석류 그림을 통해 가문의 번성과 풍요의 염원을 기원하는 의미로 즐겨 쓰였음을 알 수 있습니다.

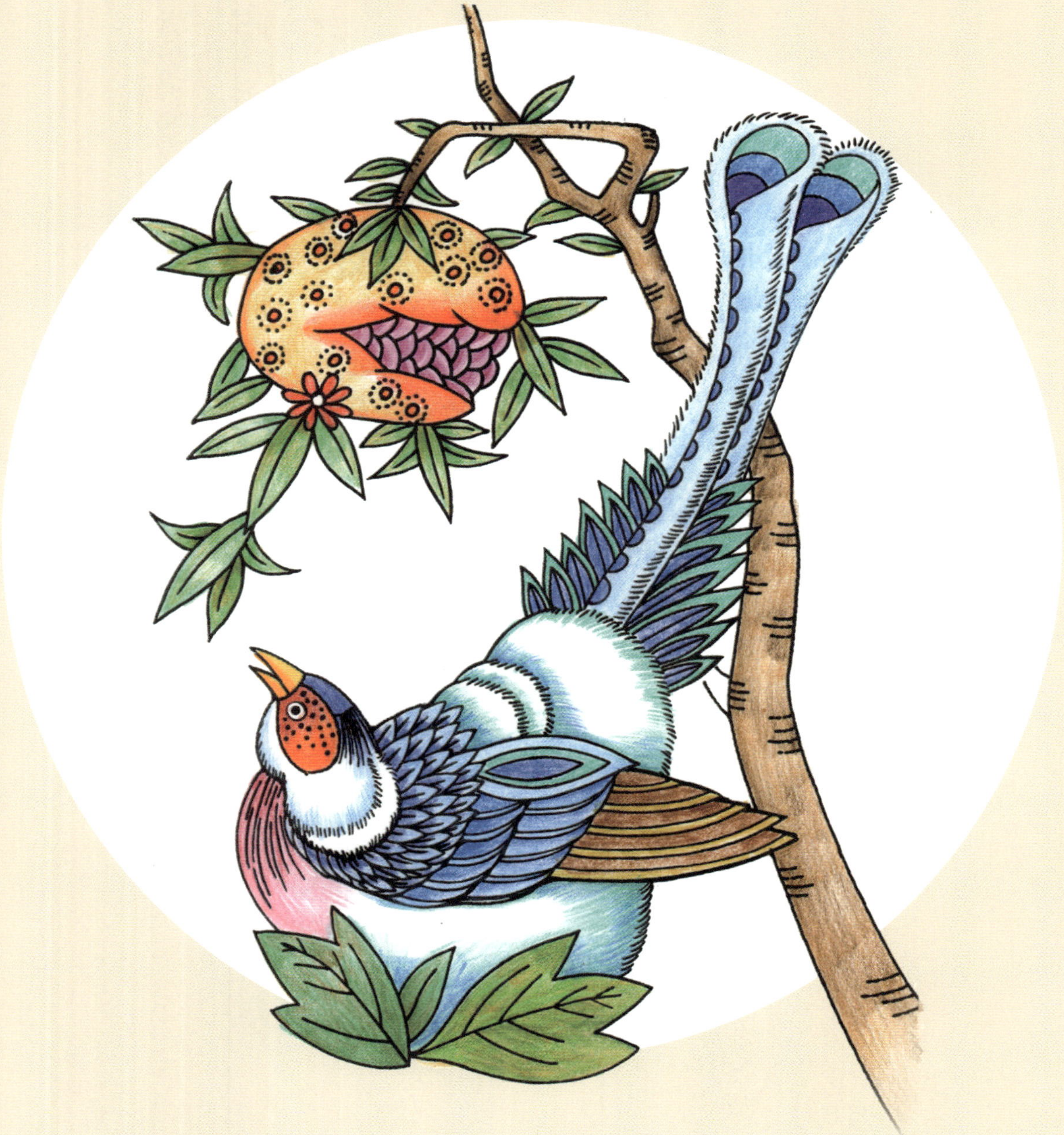

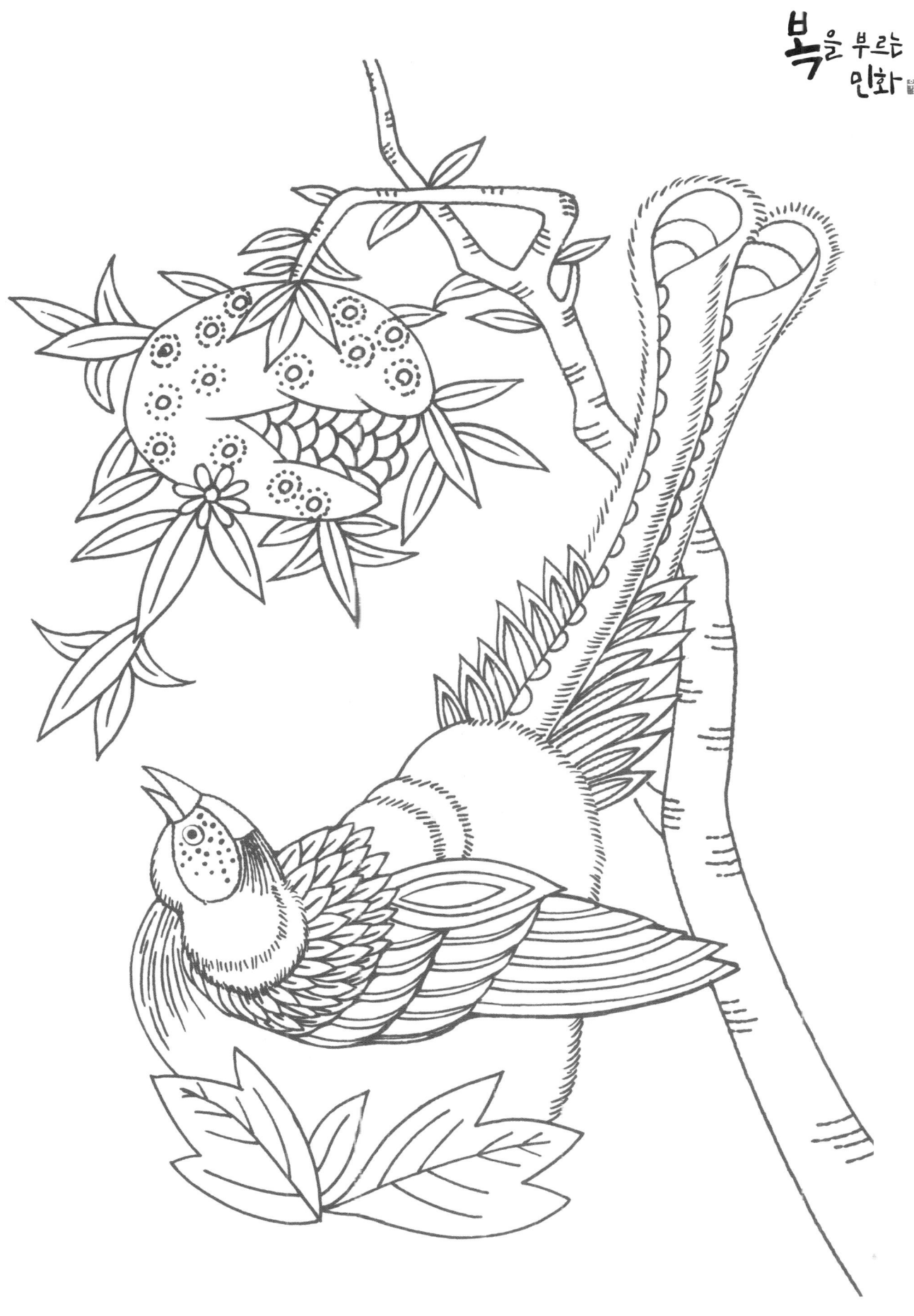

민화를 주제로한 복을 부르는 컬러링북

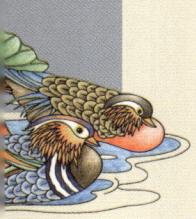

연압도(蓮鴨圖)

연압도는 연꽃과 기러기 그림을 뜻합니다. 연꽃은 진흙 속에서도 고고한 꽃을 피워 예로부터 화중지화(花中之花)라 하여 유교에서는 학문과 덕을 쌓은 선비로 비유하고 연못에서 한가로이 노니는 오리 한 쌍을 통해 부부의 금슬을 표현하였습니다. 연꽃과 함께하는 연밥은 다산, 오리 한 쌍은 부부애 즉 학덕이 높고 행복하며 풍요로운 선비 가문을 염원한다는 의미로 쓰였음을 알 수 있는 민화입니다.

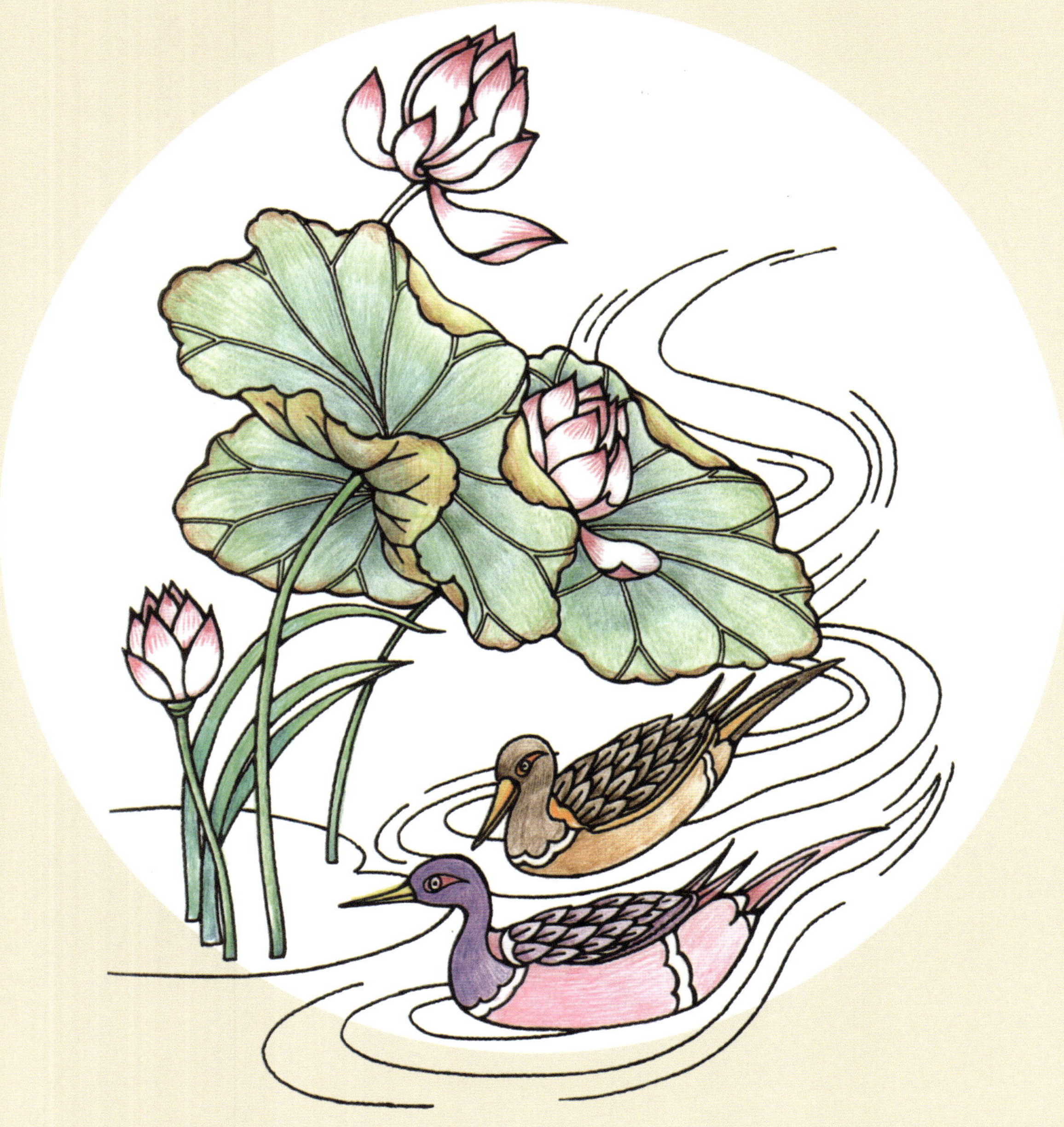

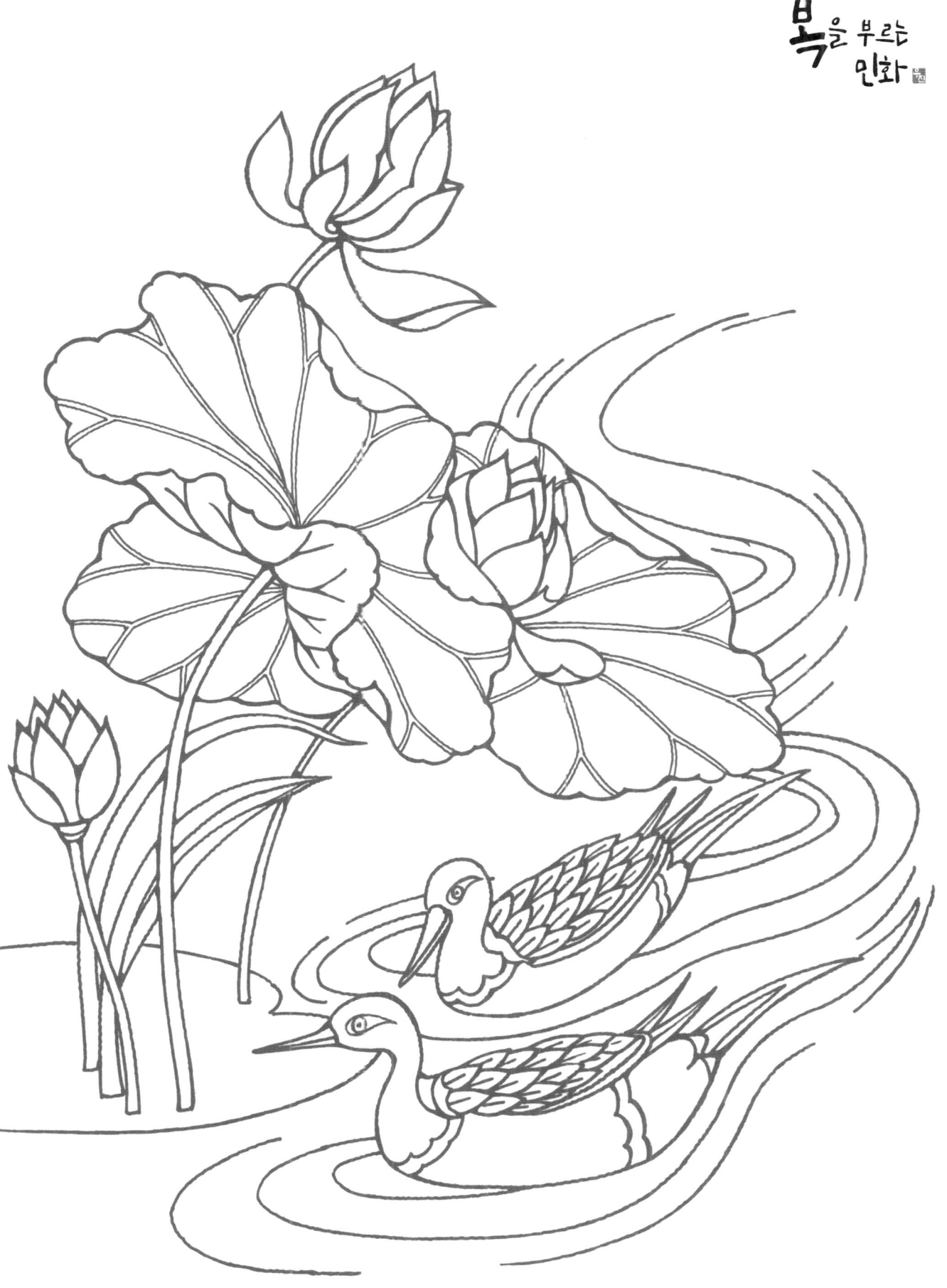

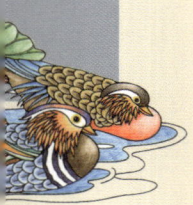

호작도(虎鵲圖)

호랑이와 까치가 있는 민화입니다. 예로부터 호랑이(虎)는 용맹함을 상징하는 대표적인 동물로 인식되어 권력을 가진 관리를 의미했고 까치(鵲)는 서민으로 비유되었습니다.

그리고 까치는 기쁜 소식을 알려주는 길조로 인식되었기도 합니다. 그러나 민화에서는 호랑이를 해학적으로 그려 권위보다는 친밀감 있게 표현하고 호랑이와 까치를 평화롭게 배치하여 새봄에 기쁜 소식이 온다는 소망을 민화로 표현하여 즐겼습니다.

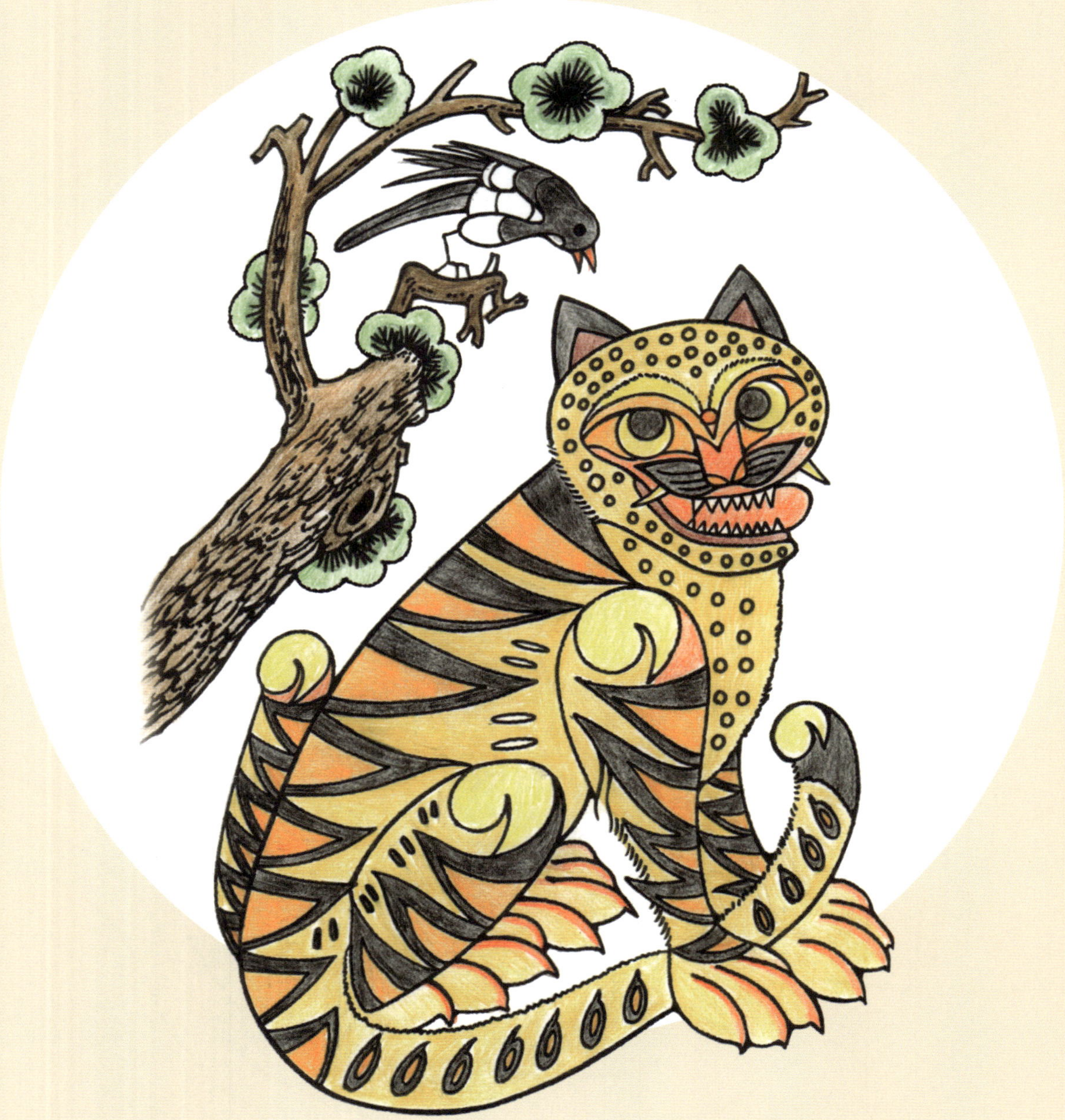

복을 부르는 민화

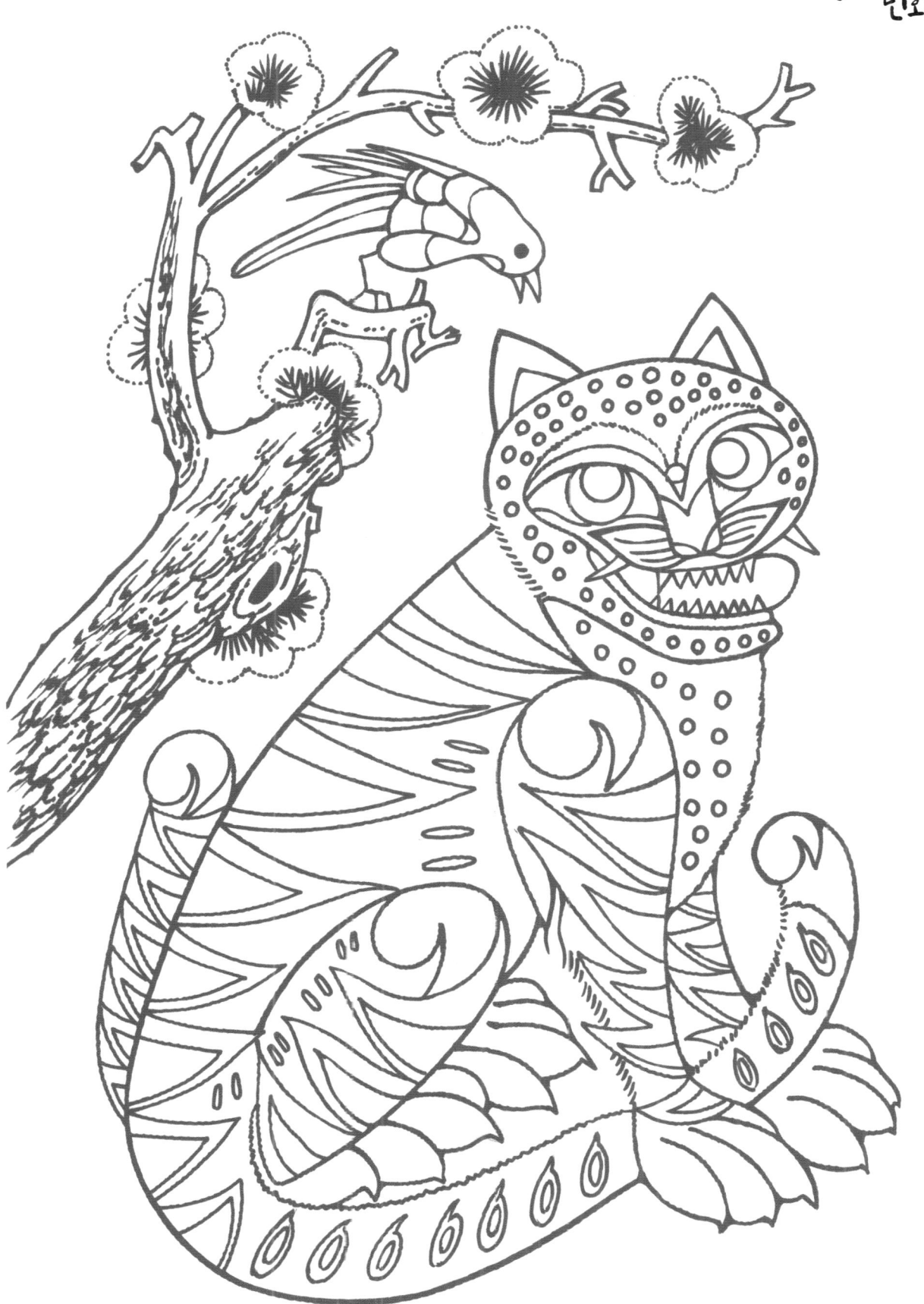

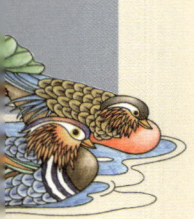

토죽도(兎竹圖)

토끼(兎)와 대나무(竹)가 있는 그림입니다. 토끼는 가임 기간이 짧고 중복 임신이 가능하여 예로부터 다산의 의미와 함께 달나라에서 선약(仙藥)을 만들기 위해 절구질을 한다는 전설로 무병장수를 뜻하기도 하였습니다. 대나무는 사군자(四君子)의 하나로 곧은 절개를 상징하였으며 한자 이름인 죽(竹)이라 하는데 여기서 소리를 빌려와 축하한다는 축(祝)자의 의미로도 쓰였다고 합니다. 따라서 토죽도(兎竹圖)에 다산과 무병장수 및 축하의 의미를 담았습니다.

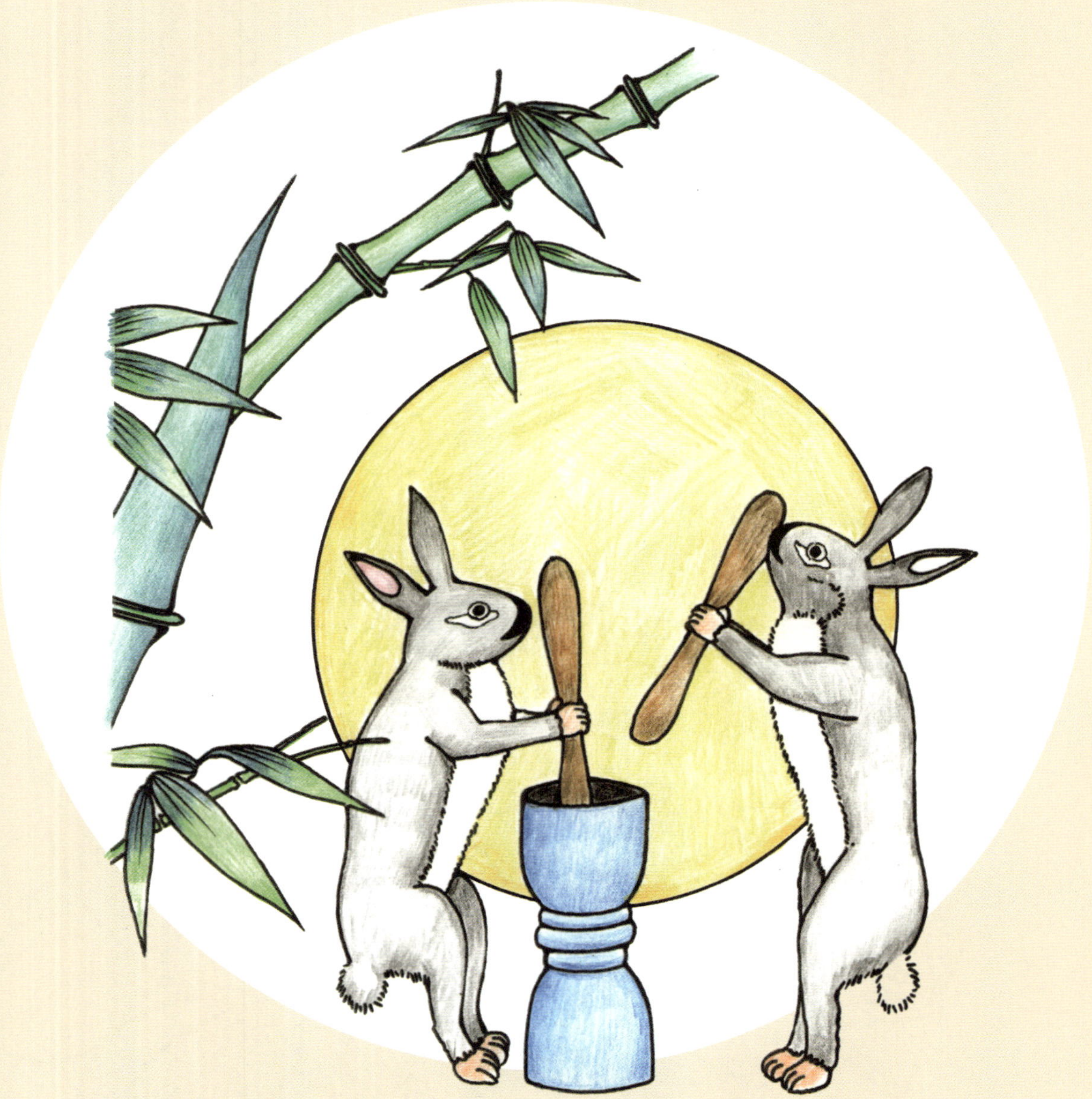

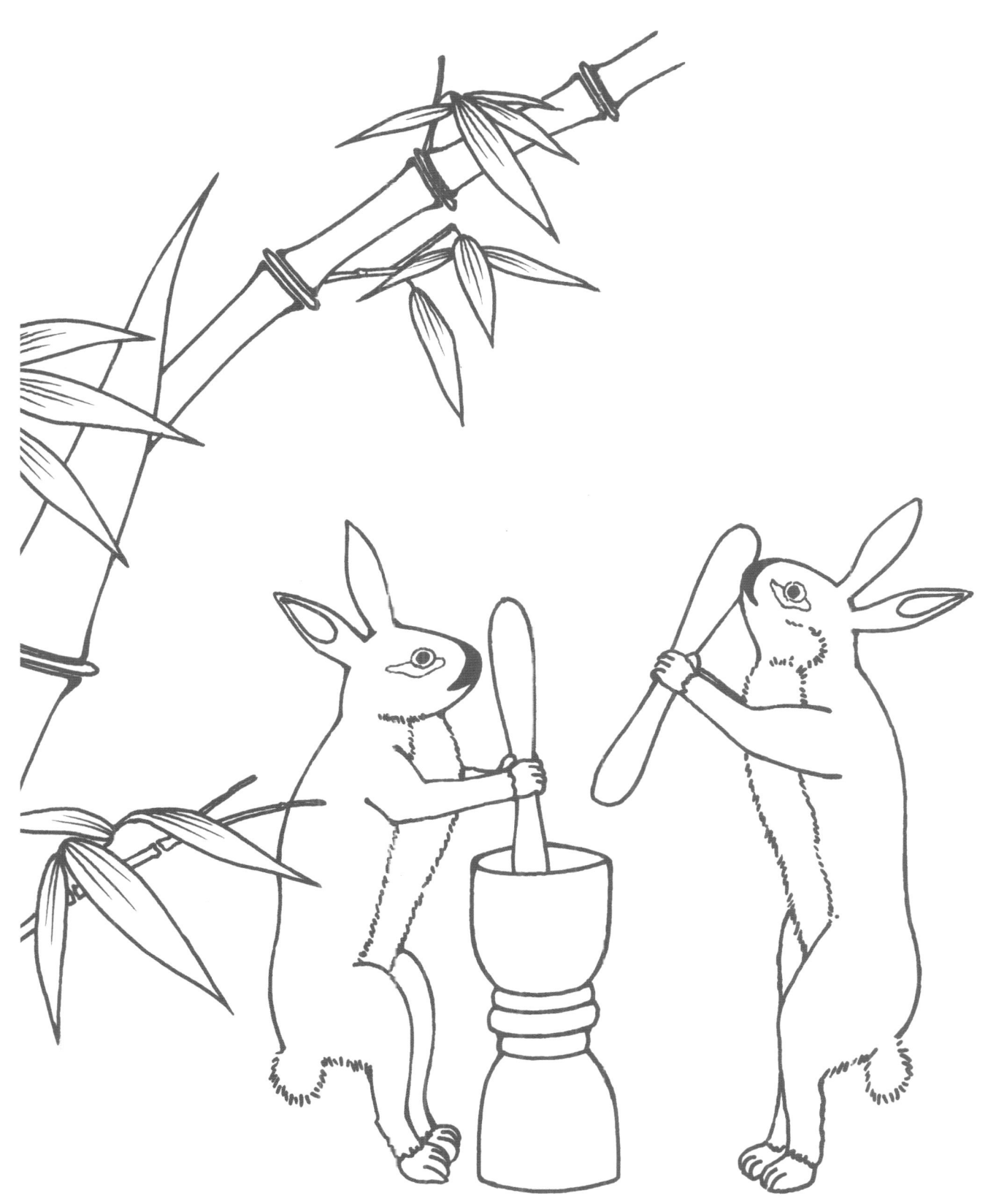

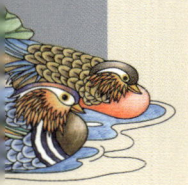

도학도(桃鶴圖)

천도복숭아(桃)와 학(鶴)의 그림입니다. 장수의 의미가 있는 천도복숭아와 장생의 하나로 전해지는 학(鶴)을 그림에 담아 무병장수와 영생을 기원하는 그림입니다.

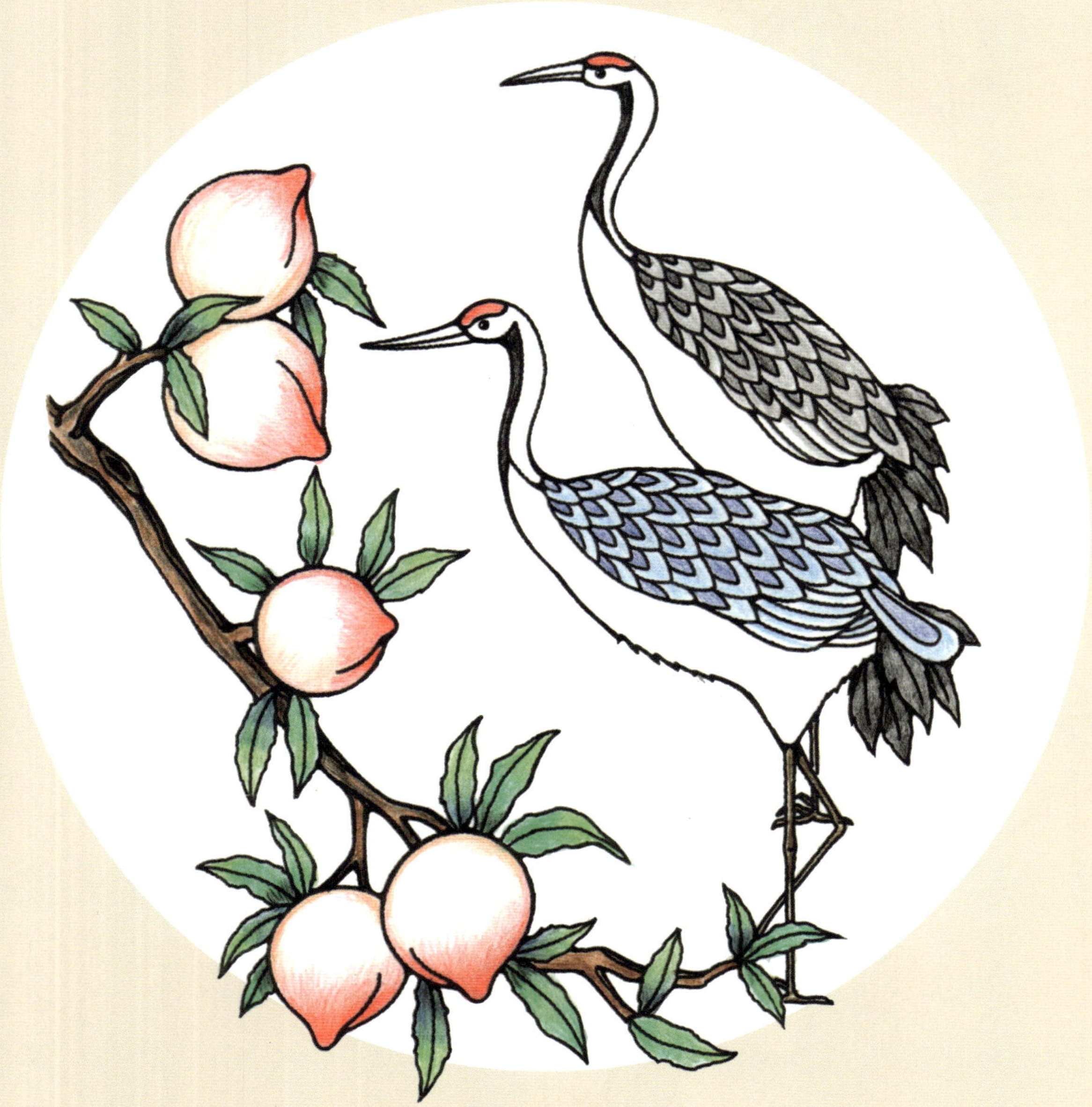

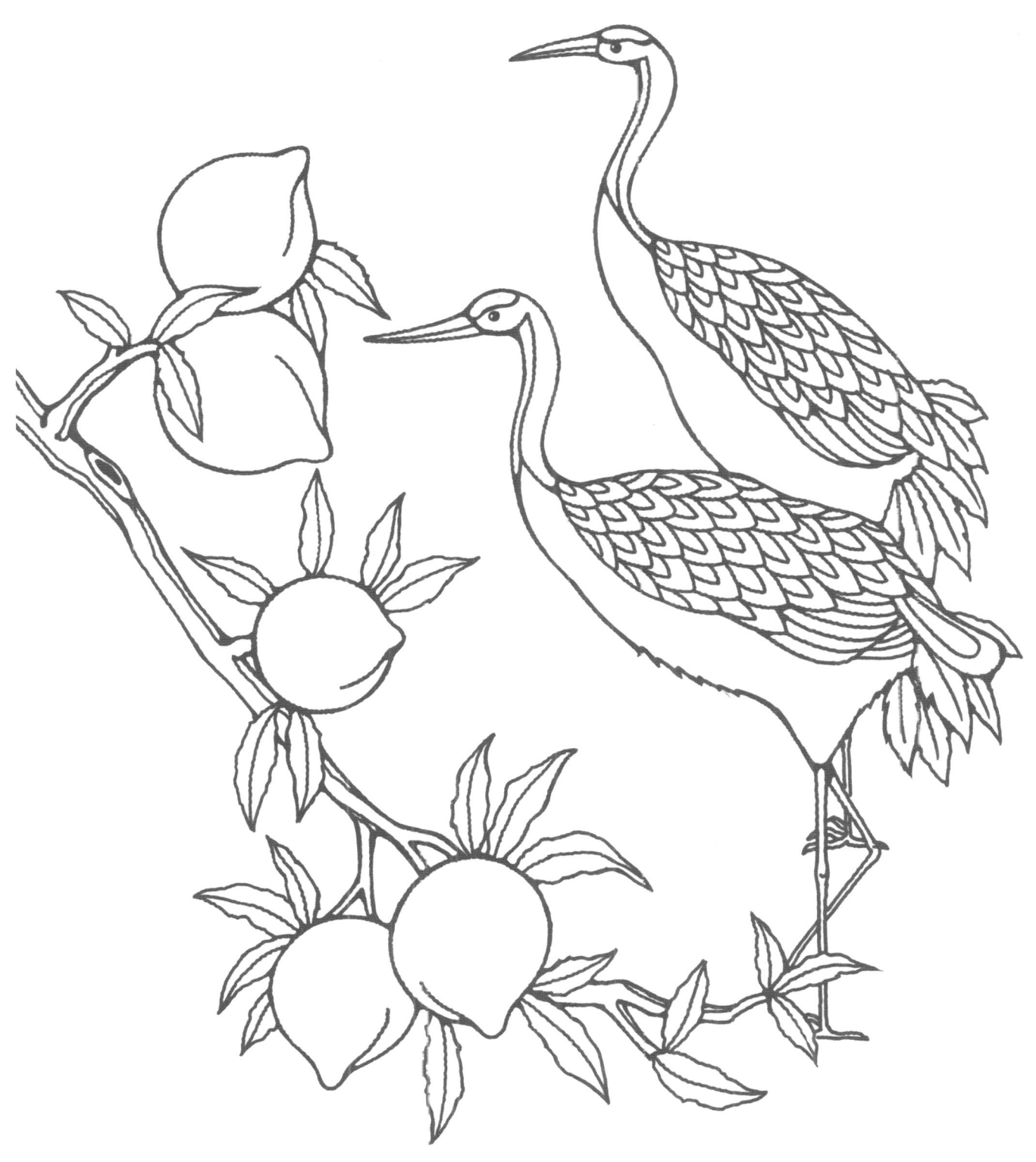

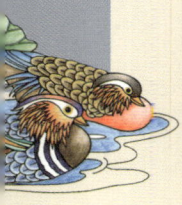

압도(鴨圖)

오리(鴨) 그림입니다. 오리의 이름인 압(鴨) 자에서 으뜸을 뜻하는 갑(甲) 자를 빌려와 과거시험에서 장원급제를 염원하는 의미로 사용하였고 한가로이 연못에서 노니는 한 쌍의 오리를 통해 부부애와 다산을 기원하는 의미가 담긴 민화입니다.

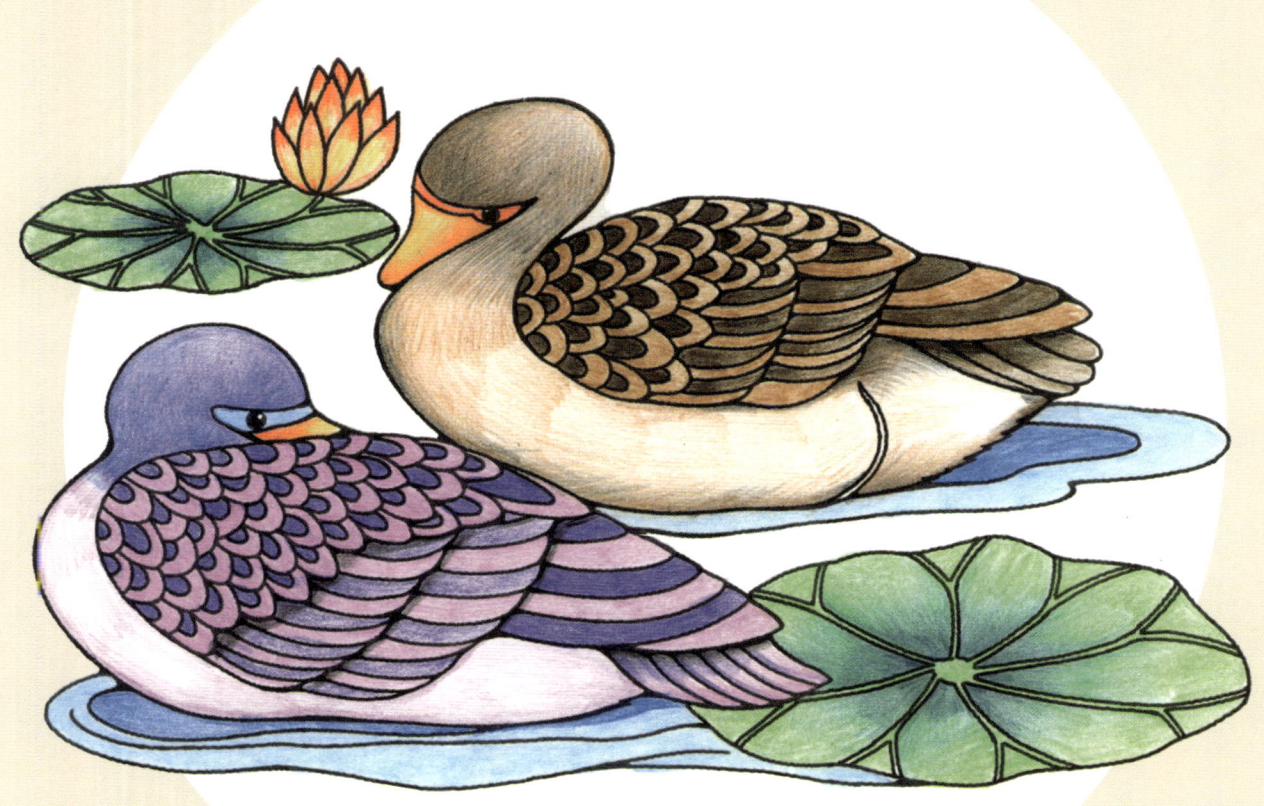

복을 부르는 민화

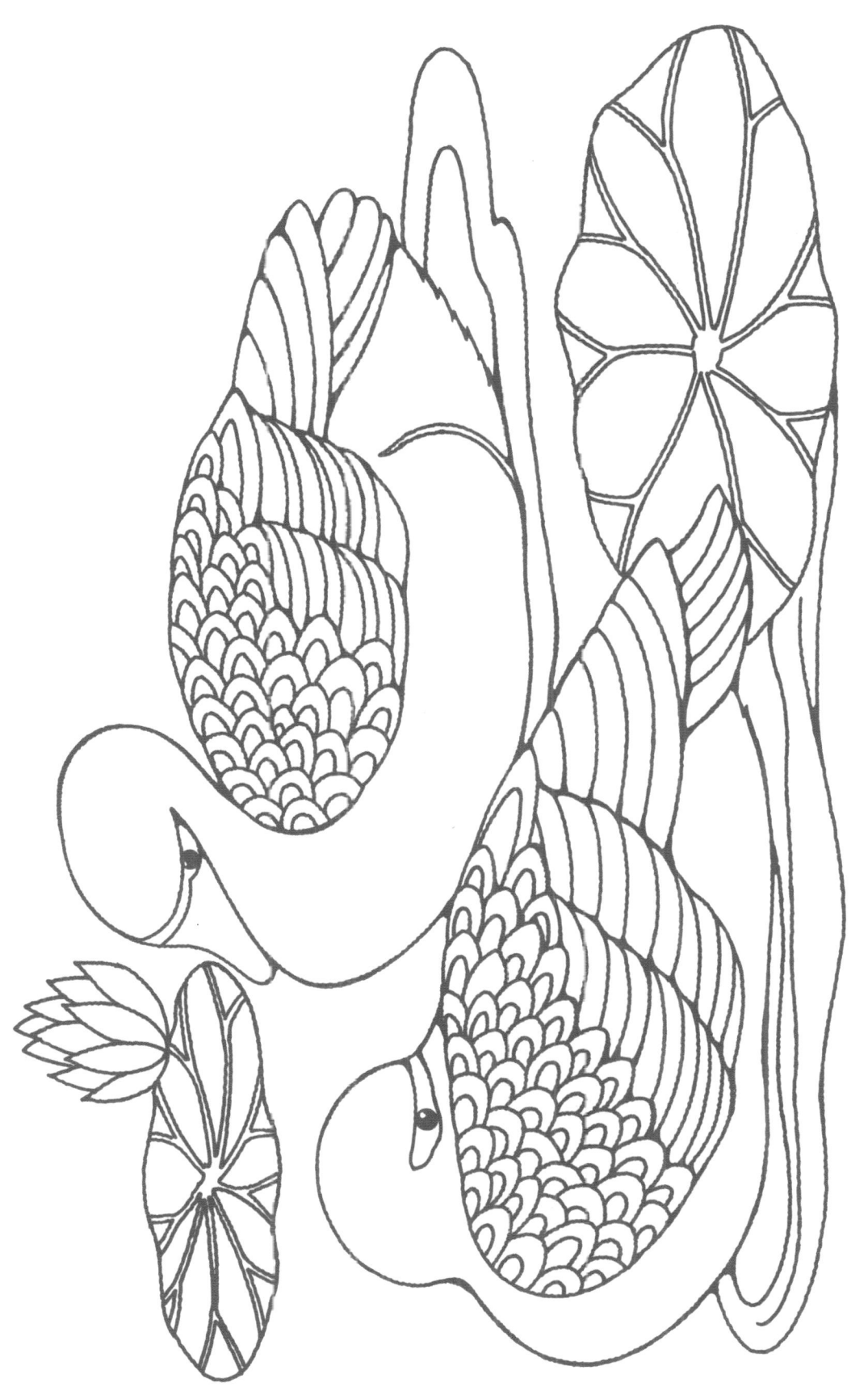

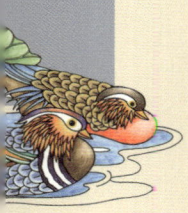

화접도(花蝶圖)

초충도(草蟲圖)의 하나로 모란꽃과 나비가 있는 그림입니다. 모란은 예로부터 꽃 중의 꽃이라 하여 중국 당나라 시대 이후부터 번영과 행복의 상징으로 널리 사용되었으며 일명 부귀화(富貴花)라고 칭하여 모란의 문양으로 궁궐을 장식하는 등 널리 사용되었습니다.

나비는 부귀영화나 기쁨과 즐거움을 나타내며 가정의 화목을 의미하였고 모란과 나비가 어우러진 그림을 통해 남녀 간의 화합을 나타내는 의미로 민화 속에 표현하였습니다.

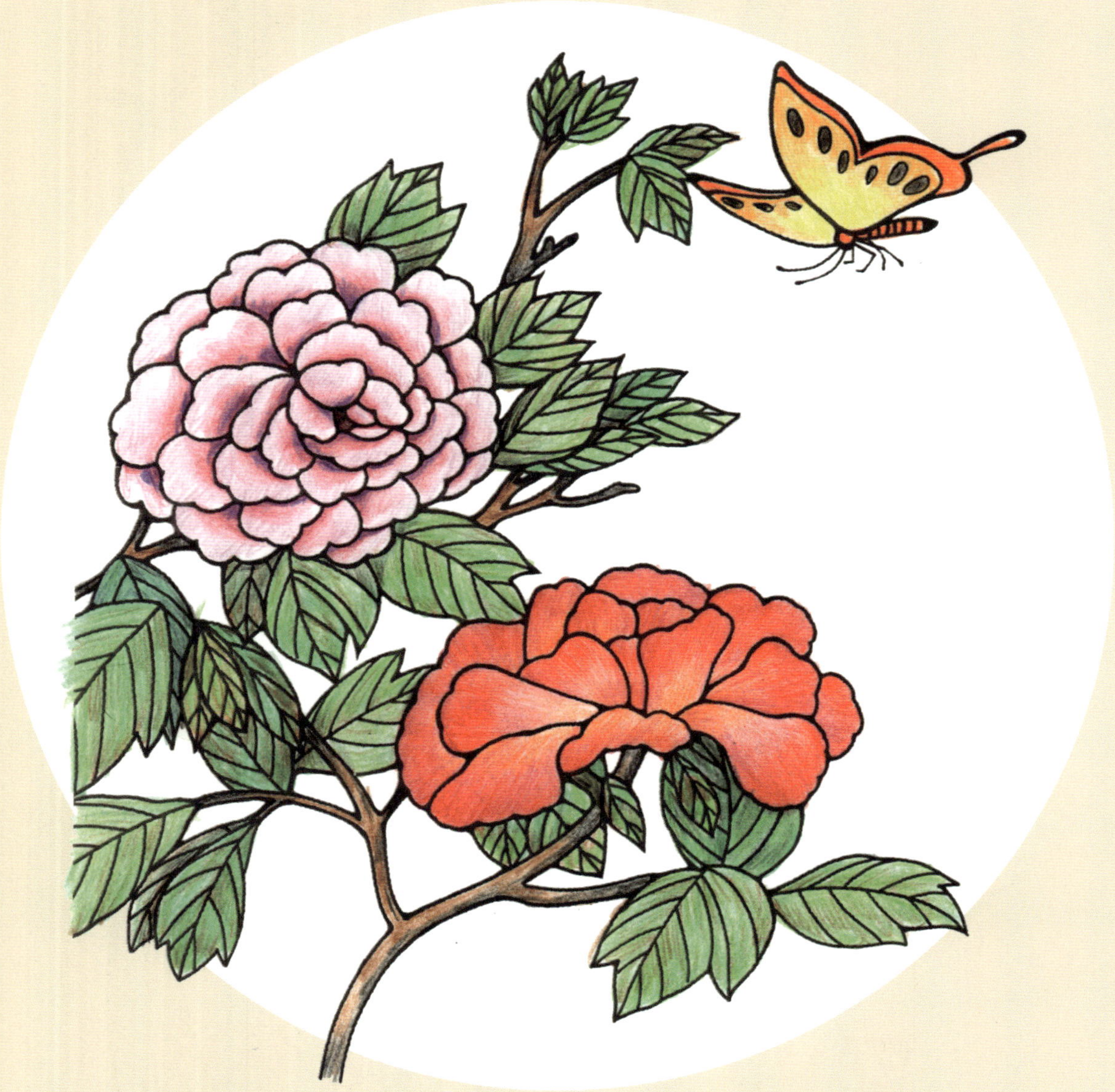

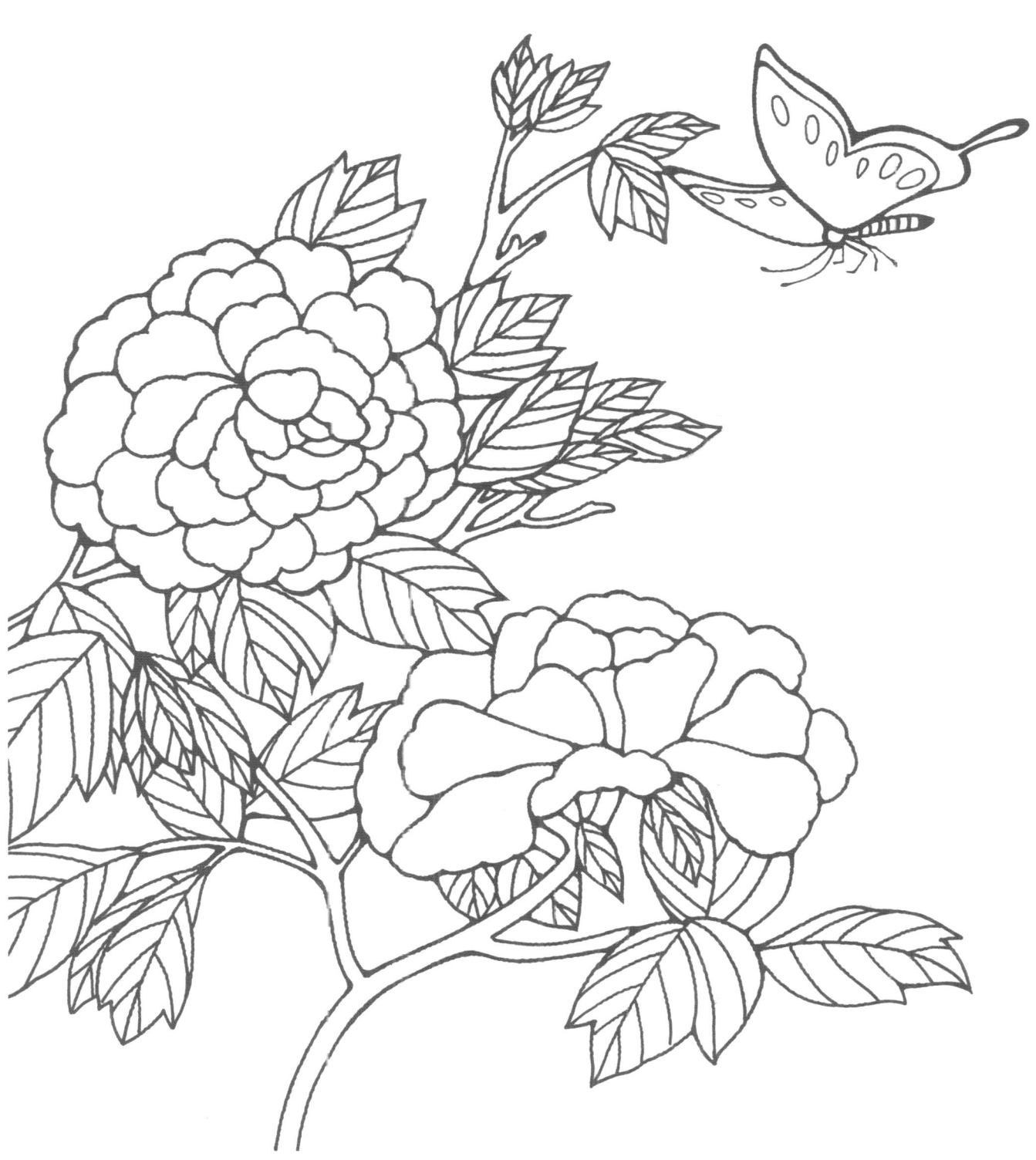

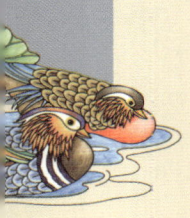

장생도(長生圖)

오래 산다고 생각하는 십장생 중에 소나무와 돌, 사슴 등을 발췌한 장생도입니다. 사철 푸르른 소나무와 천년을 산다는 학과 수만 년 동안 변함없는 바위, 사슴 등이 어우러진 장생도를 어울리게 색칠하며 무병장수를 기원해 보세요.

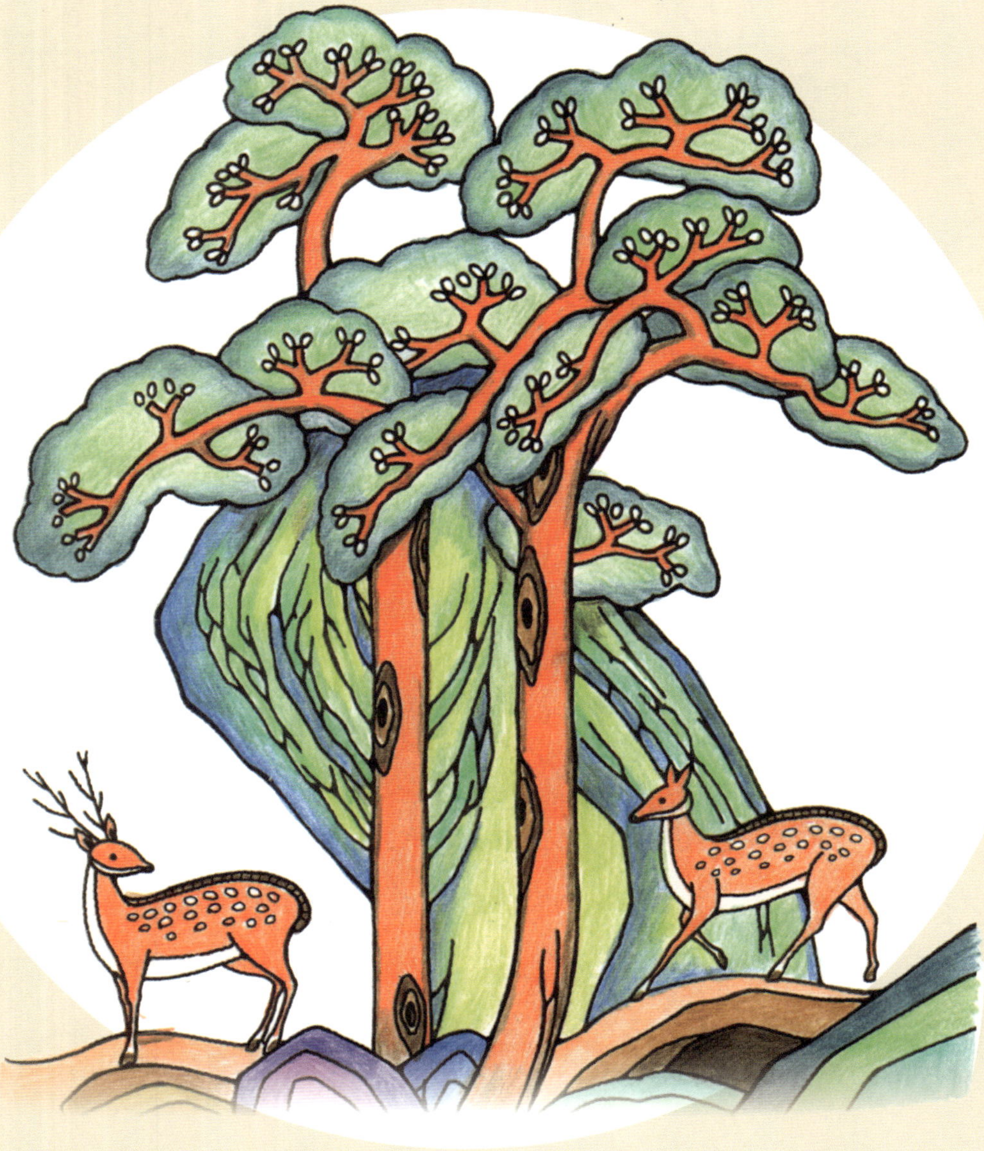

복을 부르는 민화

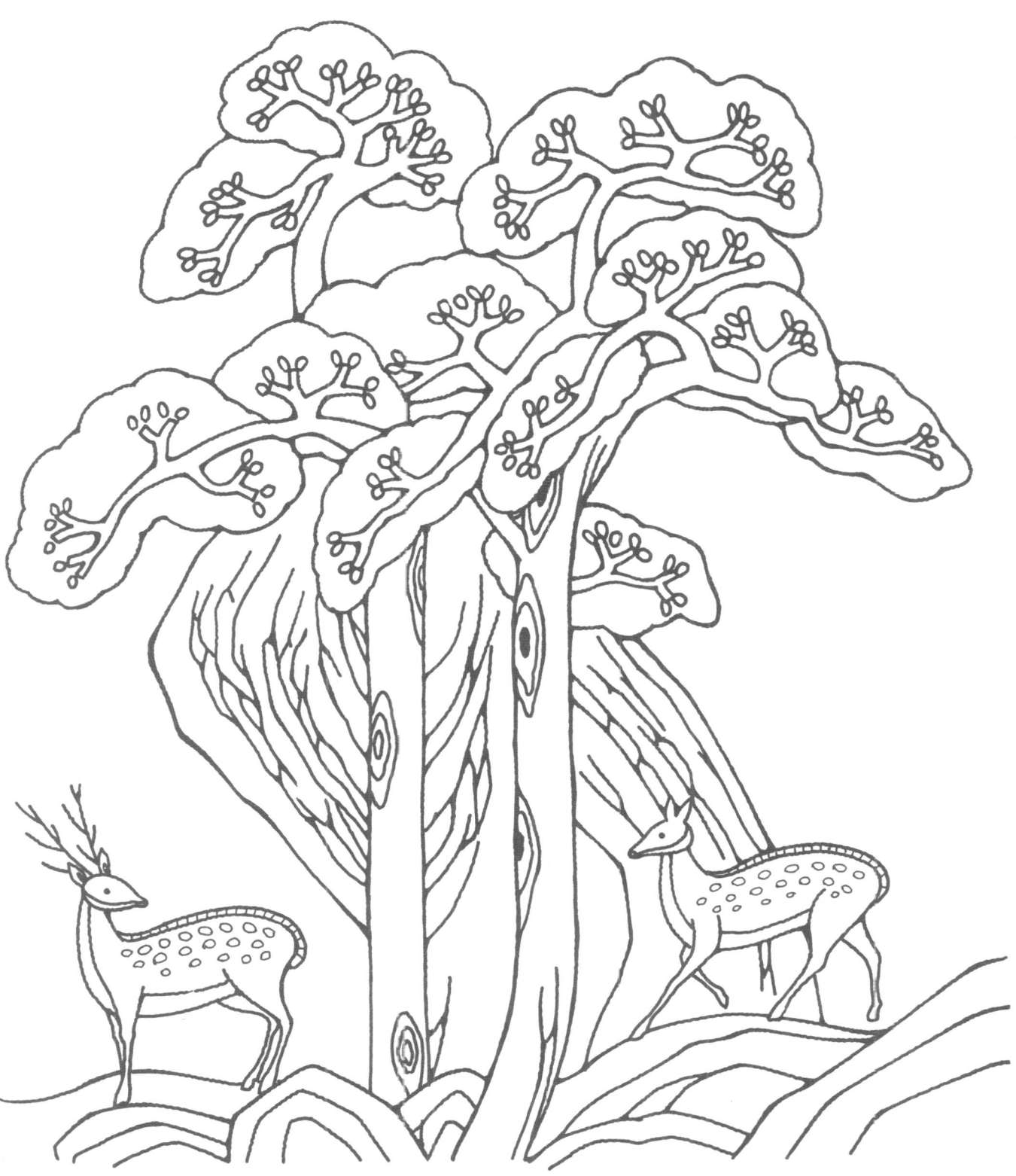

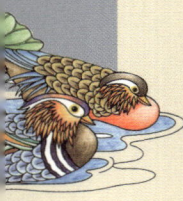

원앙도(鴛鴦圖)

원앙 한 쌍이 어우러진 그림입니다. 원앙은 부부간의 금슬을 의미하기에 민화에서 널리 쓰인 소재입니다. 원앙도에서는 부부 간의 화목함과 함께 연꽃과 더불어 연밥 그림이 더해져 다산의 소망까지 담았음을 볼 수 있습니다.

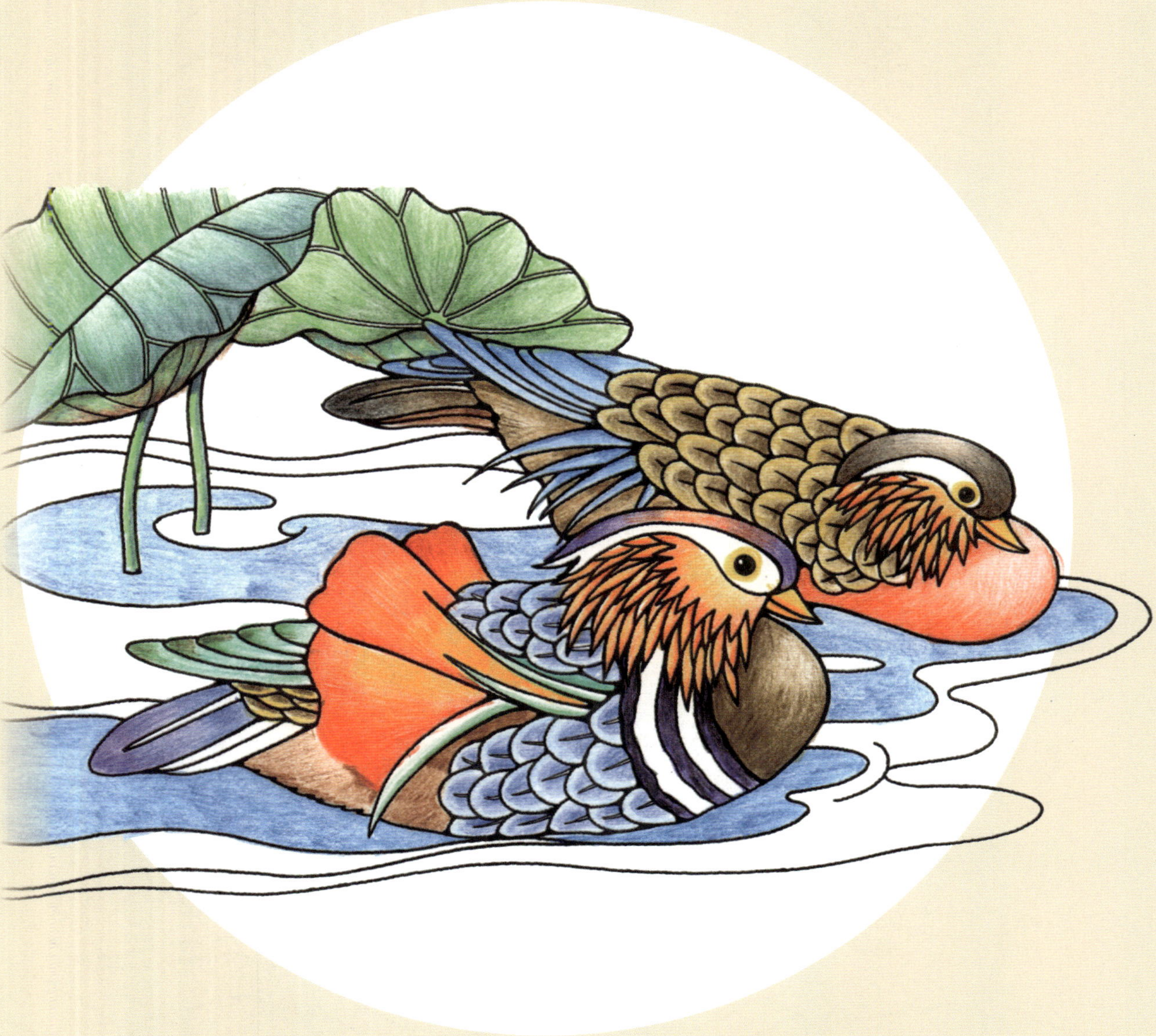

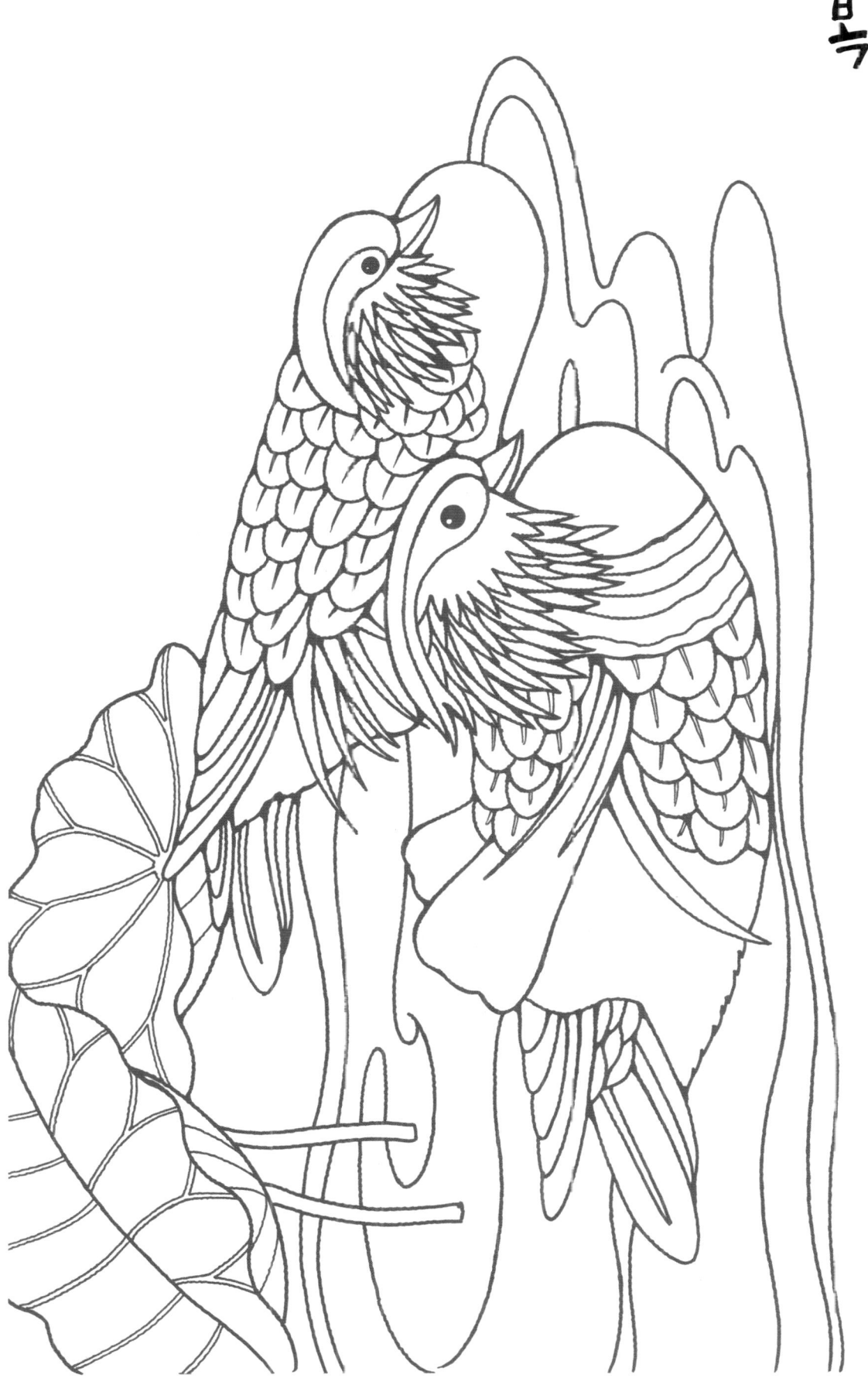

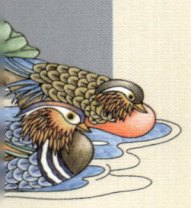

송학도(松鶴圖)

소나무와 학이 있는 그림입니다. 사철 변함없는 소나무와 장수의 상징인 학 그림에
이 컬러링북의 색칠 작업을 통해 얻은 경험을 살려 송학도를 아름답게 마무리하여 보세요.

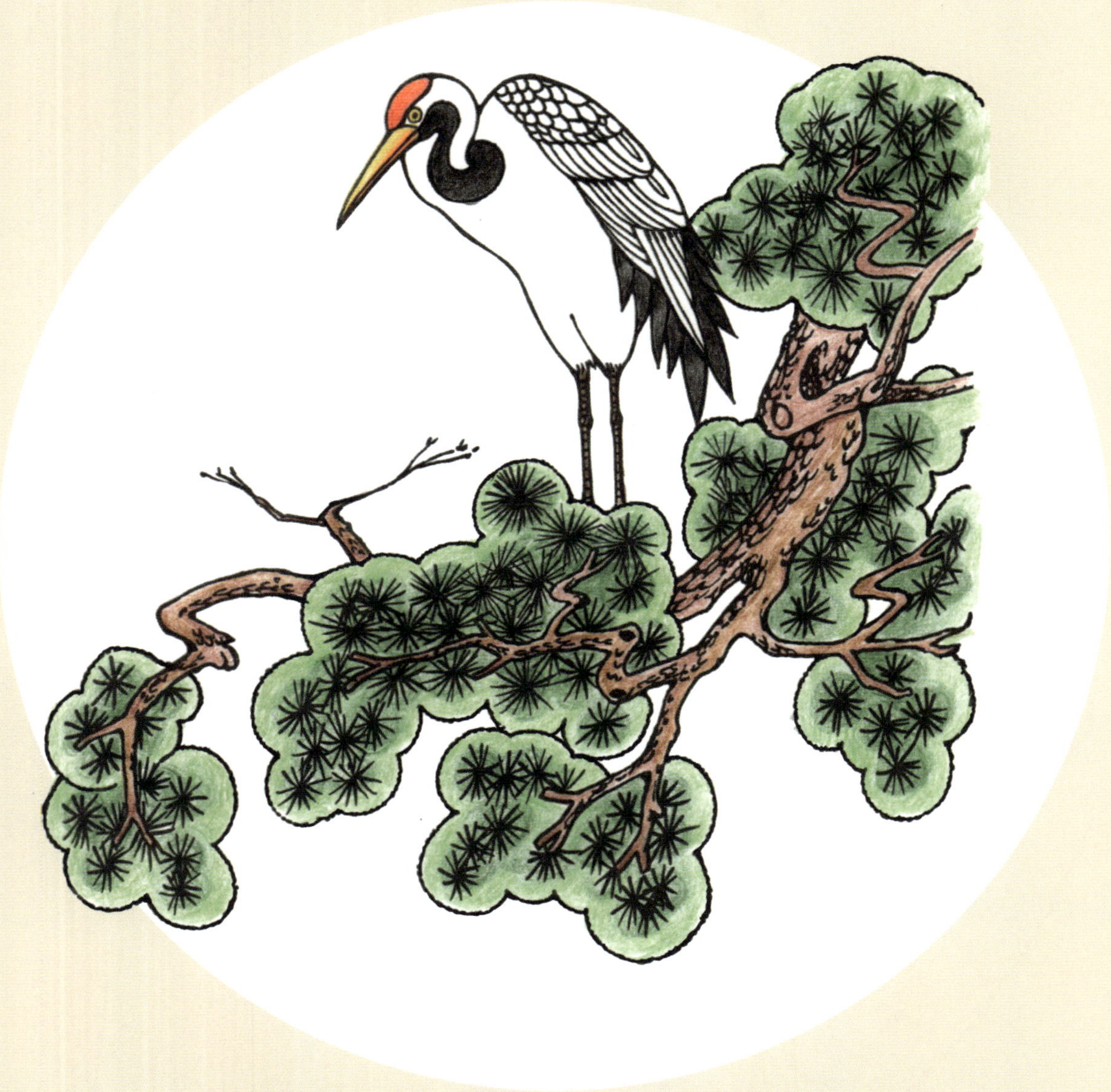

복을 부르는 민화

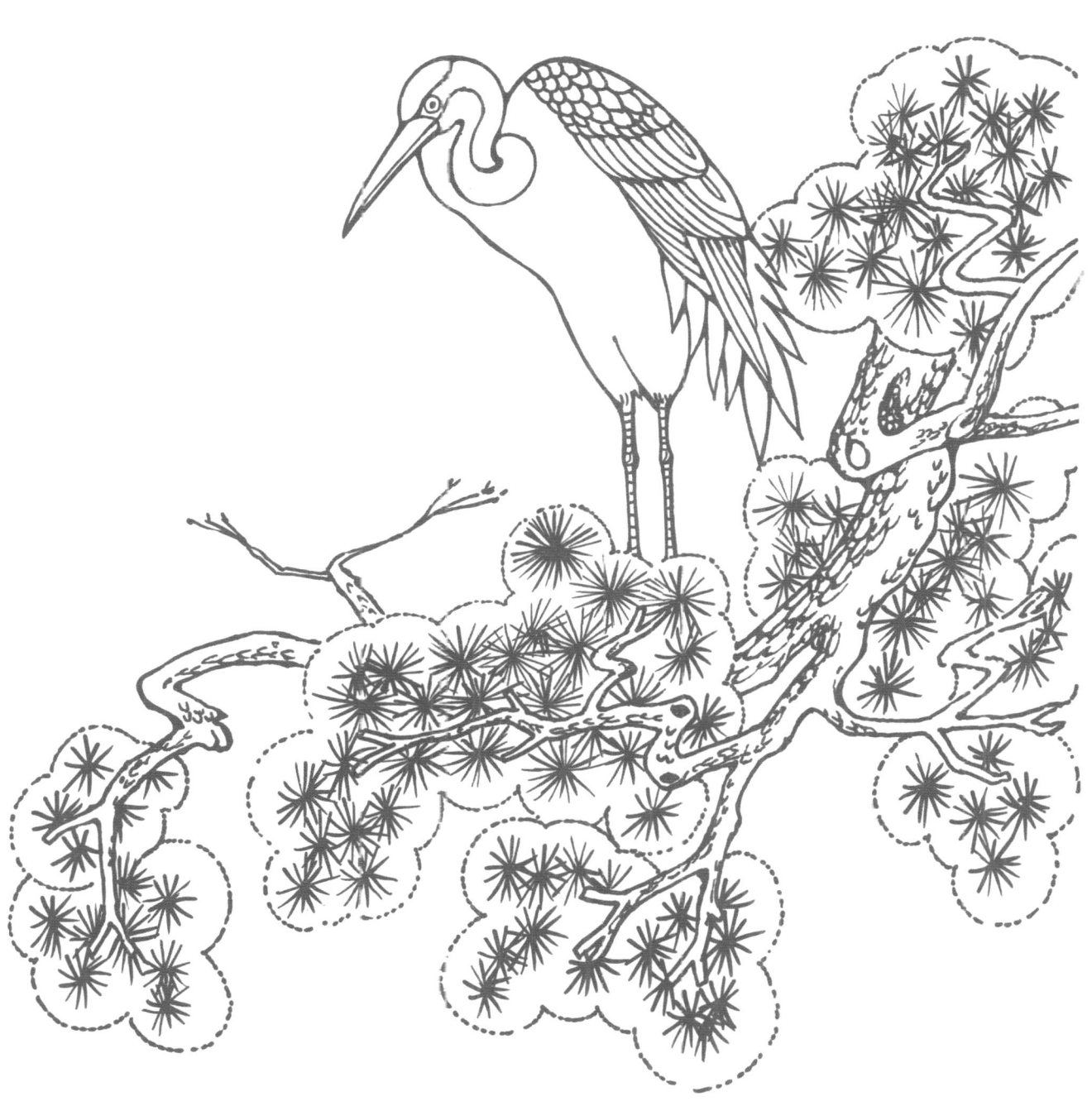

민화를 주제로한 복을 부르는 컬러링북

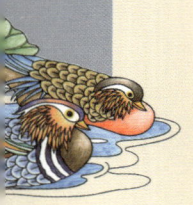

어변성룡도(漁變成龍圖)

중국의 역사 책인 후한서에 잉어가 폭포를 솟구쳐 오르면 용이 된다는 전설에서 유래되어 미래의 출세를 소망하는 의미의 그림입니다.
입신출세를 추구하는 선비들의 과거시험을 준비하고 있는 친구들에게 선물용으로 널리 사용되었다고 하는 민화입니다. 이 그림에서는 폭포 대신 연못을 배경으로 한 점 양해 바랍니다.

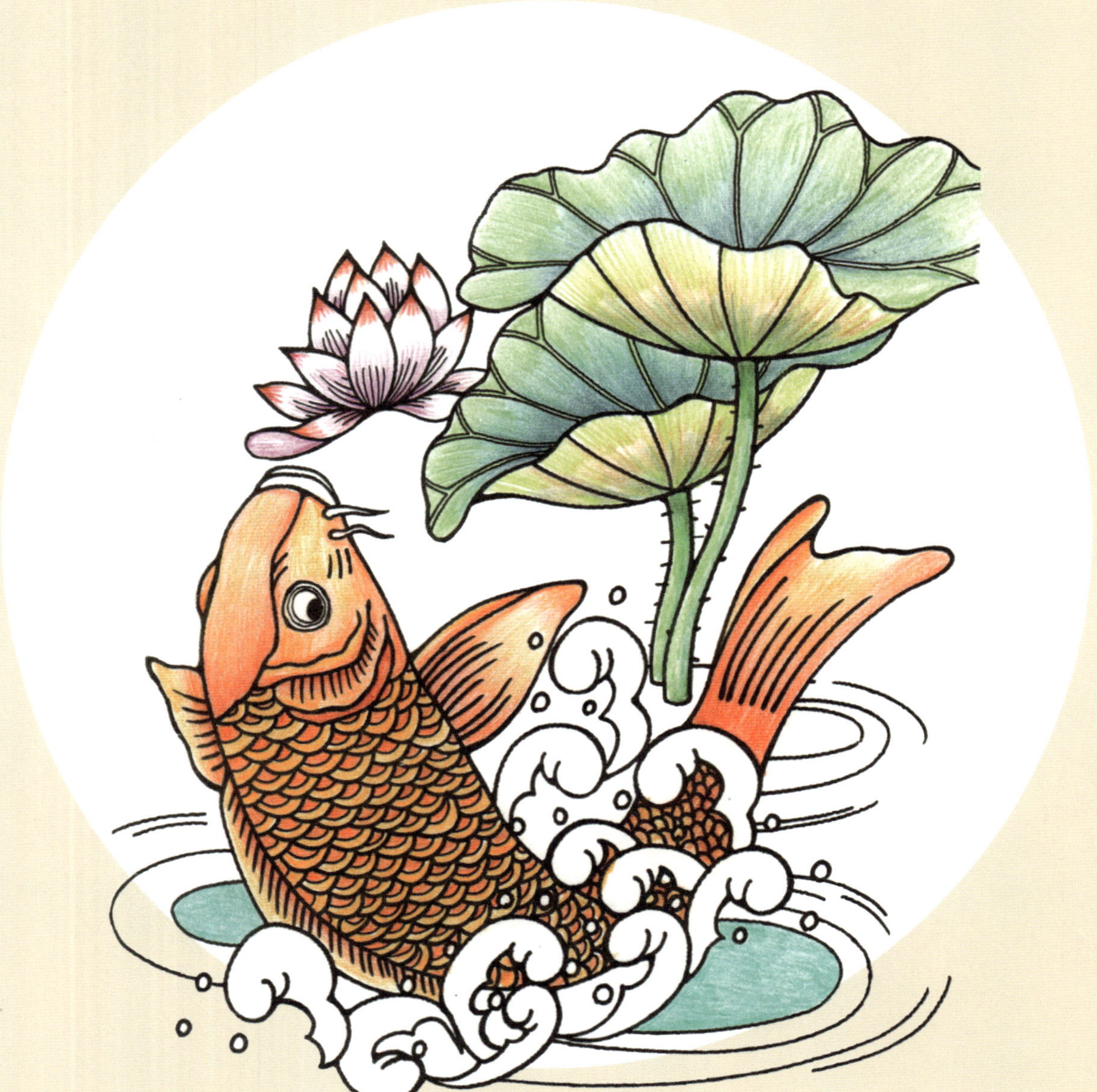

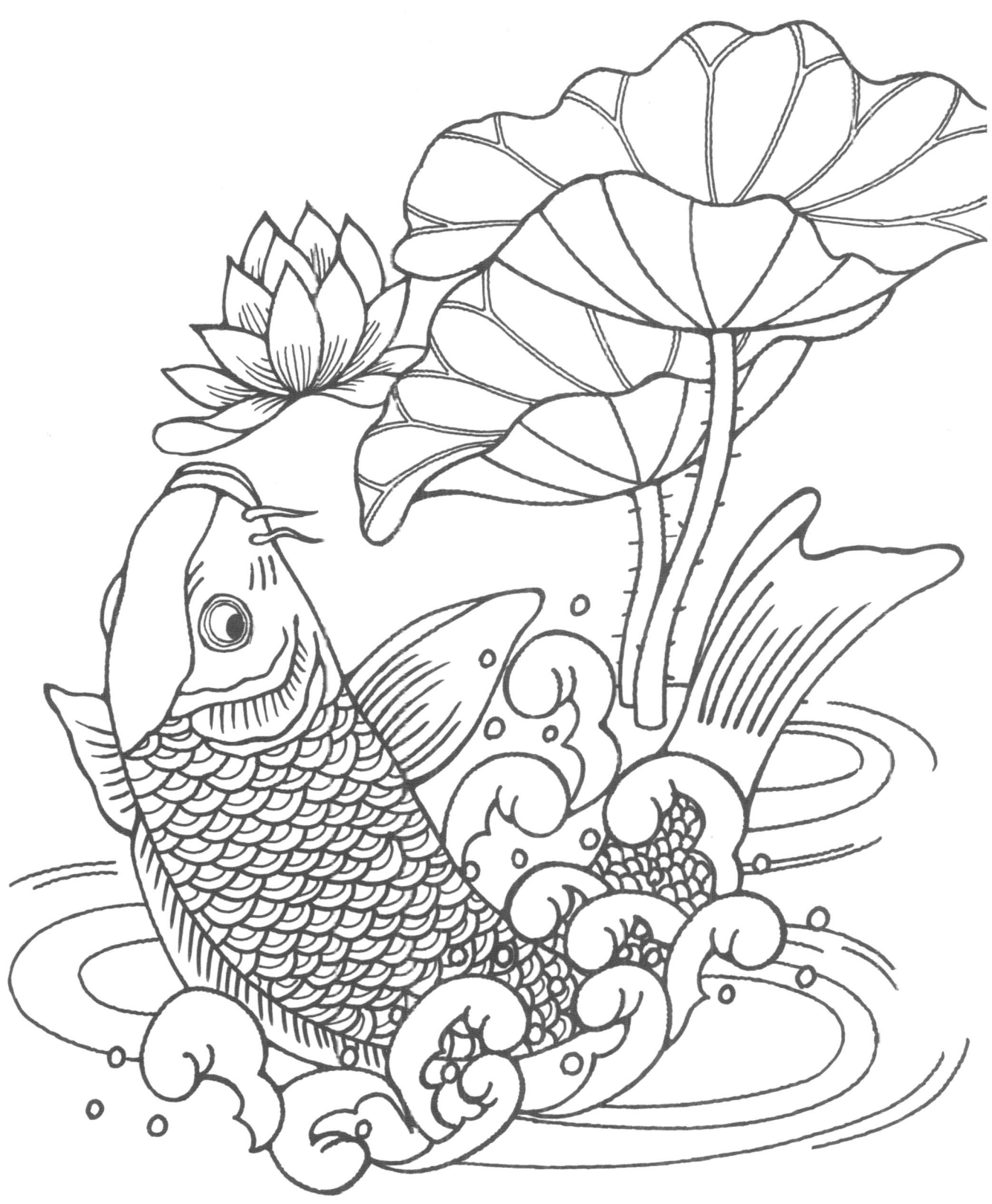

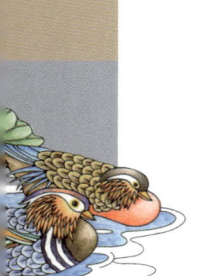

일월오봉도(日月五峰圖)

우리 민화의 대표적인 일월오봉도는 궁궐에서 임금님 자리의 뒷배경으로 장식되었음을 많이 보아 왔습니다. 해와 달, 산, 물 소나무 등 장수를 상징하는 소재로 그려진 일월오봉도의 부분을 그간의 경험을 통해 색칠하여 완성하여보세요.

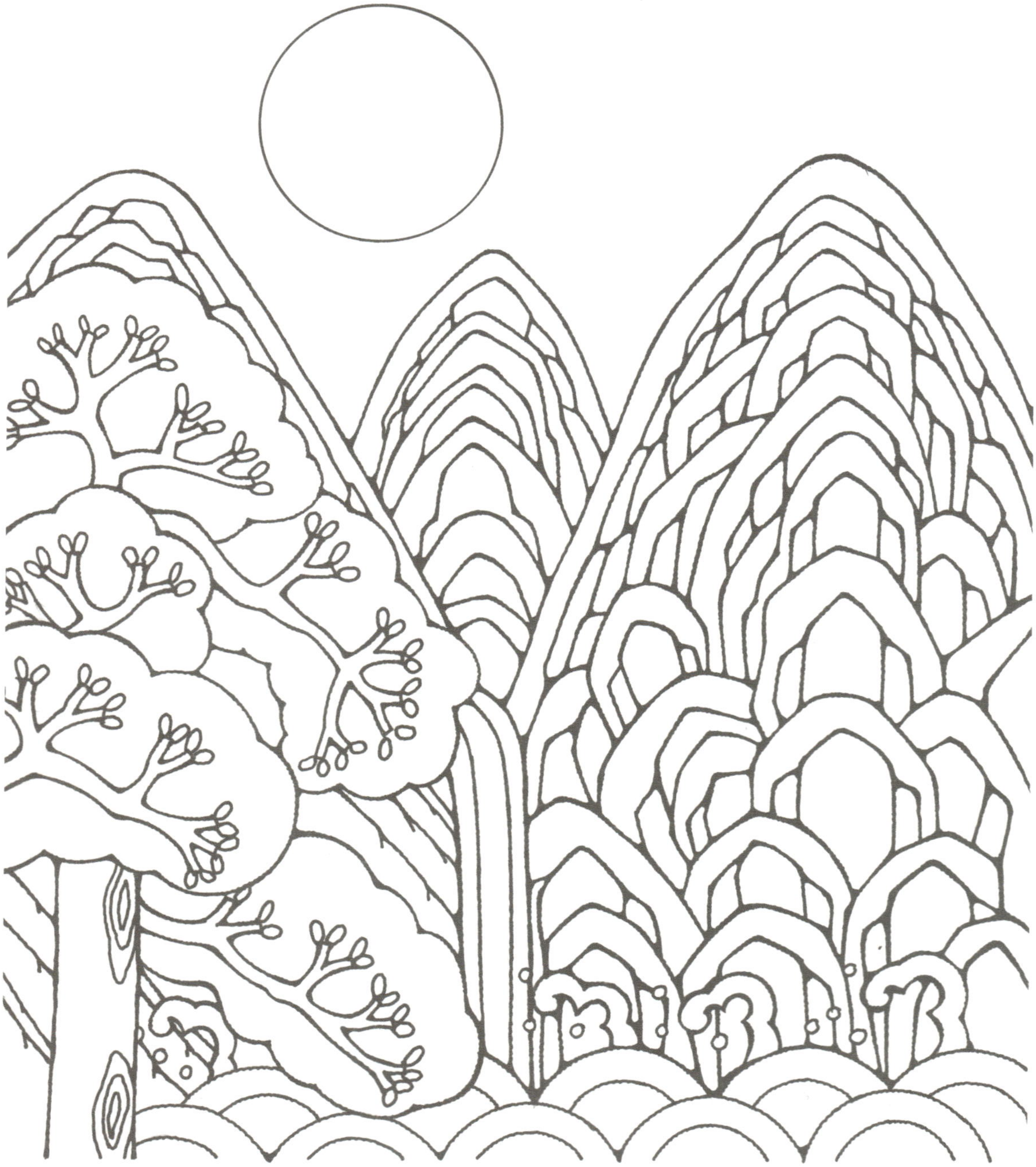